LEO & SUSANNA BIGGER

LIEBES LEBEN!

Die Autoren

Leo und Susanna Bigger sind seit zwanzig Jahren verheiratet und Eltern zweier Söhne. Biggers sind Gründer und Senior Pastors von ICF Zürich (International Christian Fellowship/www.icf.ch), einer Kirche mit 2600 Besuchern pro Wochenende an fünf Standorten. Das ICF-Movement besteht mittlerweile aus rund vierzig Kirchen in der Schweiz, in Deutschland, Österreich und in anderen Ländern Europas. Leo Bigger ist ein gefragter Referent bei Jugendkongressen.

Leo & Susanna Bigger

LiebesLeben!

Ein erfrischend ehrliches Buch über die Liebe

BRUNNEN
VERLAG BASEL · GIESSEN

Bibliografische Information der Deutschen Nationalbibliothek
Die Deutsche Nationalbibliothek verzeichnet diese Publikation in der Deutschen Nationalbibliografie; detaillierte bibliografische Daten sind im Internet über www.dnb.de abrufbar.

GNB = Gute-Nachricht-Bibel (Deutsche Bibelgesellschaft, Stuttgart)
Hfa = Hoffnung für alle (Brunnen Verlag, Basel)
NLB = Neues-Leben-Bibel (R. Brockhaus, Witten)

Ghostwriting: Nicu Bachmann
Mitarbeit: Hanna Zollinger

2. Auflage 2012

Umschlag: John Hoffmann, ICF Zürich
Foto Umschlag: Leon Seierlein, www.picturebrothers.ch
Satz: InnoSet AG, Justin Messmer, Basel
Druck: AALEXX Buchproduktion, Großburgwedel
Printed in Germany

ISBN 978-3-7655-1504-0

VORWORT

In diesem Buch wird das alte Sprichwort wahr: «Einer besiegt Tausend, zwei aber Zehntausend!» Da macht sich ein bekanntes Leiterehepaar auf, um gegen eine Übermacht von Frust, Vorurteilen und gegenteiligen Erfahrungen zu verkünden: «Ehe und Familie sind ein absolut heißes, erfüllendes Abenteuer.» Weil sie an die Ehe, an ein «für immer» zweier Menschen und an endlose Leidenschaft glauben.

Wie das!? – Das sind keine leeren Behauptungen, die hier als Auslegung des biblischen Buches Ruth von der ICF-Bühne kamen. Die beiden geben uns einen ungeschminkten Einblick in die Anatomie ihrer Liebe und ihres Alltags. Gerade weil sie die Not so vieler kennen, pokern sie hoch. Nichts wird verschwiegen an eigenen Kämpfen, Schwächen oder Sternstunden. Manchmal geht ihre Offenheit bis hart an die Schmerzgrenze. Einfach, um Mut zu machen: «Gib nicht auf! Da mussten wir auch durch. Es lohnt sich! Das Glück, das dir als Preis winkt, ist unbezahlbar!»

Wer aber glaubt, auf diesen Seiten den berühmten Zeigefinger oder die besorgten Gesichter von Weltverbesserern zu sehen, täuscht sich gewaltig. Stellenweise fühlt man sich wie bei den Schweizer Komikern «Ursus und Nadeschkin»: Kabarett pur. Wir haben Tränen gelacht und waren andererseits wieder tief betroffen. Wir vermuten, dass es weltweit kein Liebesbuch gibt, das so direkt, frech, humorvoll und doch fundiert das Thema angeht. Es darf gelacht werden, auch über Versagen und Probleme. Immer wieder wird daran erinnert, dass in der Liebe verschiedenste Phasen durchlebt werden müssen; eine Start-Sieg-Illusion endet allenfalls im Bett, aber nie in einer bleibenden Erfüllung. Es ist bezeichnend: Erst gegen Ende dieses Buches (und nach vielen Ehejahren der Autoren) erscheint die Kapitelüberschrift: «So aufregend kann Liebe sein.»

Auch wenn dieses Buch von Winnern geschrieben wurde, verweilt es ausgiebig bei den zerbrochenen Träumen von Losern, und es ermutigt: Versuch es nochmals, pack die Chance! Viele Singles werden dankbar sein, hier endlich einmal ernst genommen zu werden. Keine Vertröstungen, dafür handfeste Hoffnung und Ermutigung, den Schritt zu wagen. Ruth, deren Leben uns durch das ganze Buch begleitet, ist uns darin Vorbild. Am Ende steht aber auch die Einsicht: Weder ein Traumpartner noch unsere Hingabe füreinander können unsere tiefste Sehnsucht stillen – das kann nur Jesus.

Danke, Leo und Susanna! Es war euer Wunsch, auch auf dem Spielfeld der Liebe authentisch, echt und ehrlich zu sein. Dies ist euch gelungen. Mit eurem Buch habt ihr mitten in einer chaotischen Welt einen Baum der Hoffnung gepflanzt. Dieser wird bei vielen den Glauben und den Mut wecken, nochmals oder erstmals auf das Spielfeld der Liebe zu gehen und nach den Regeln Gottes für ein erfülltes Leben und für wahres Glück zu kämpfen.

Geri und Lilo Keller

01

KAPITEL 1

ZERBROCHEN: Gib deiner Liebe nochmals eine Chance

«Das Buch Ruth ist das lieblichste kleine Ganze, das uns episch und idyllisch überliefert worden ist.»

Johann Wolfgang von Goethe

Das Buch Ruth ist die Mutter aller Liebesgeschichten, der Klassiker schlechthin! Alle großen Liebesfilme sind eigentlich nur ein Abklatsch von Ruth. Eine richtige Liebesgeschichte beginnt so: Zwei Menschen sehen sich. Die Augen funkeln. Die Geigen hängen vom Himmel runter und spielen «All You Need Is Love» von den Beatles. Die Schmetterlinge schwärmen aus.

Was fühlen eigentlich Schmetterlinge im Bauch, wenn sie verliebt sind?

Dummerweise werden die Schmetterlinge nach einer Weile von der gefährlichen Bauchspeicheldrüse angegriffen, und viele Bilderbuch-Liebesgeschichten enden im Drama. Die Freundschaft bricht auseinander, obwohl Gott doch klar und deutlich den Partner fürs Leben gezeigt hatte. Oder aus heiterem Himmel wird die Ehe, die mal wie durch Butter lief, zu Stein und bröckelt. Oder du bist, solange du denken kannst, ein einsamer Single und ertappst dich dabei, wie du mit deinem Kühlschrank flirtest.

Ruths Lebensgeschichte soll uns Mut machen, an der Liebe festzuhalten, auch wenn die Schmetterlinge ausgeflogen sind oder die Ehe auf wackligen Beinen steht. Sie soll uns helfen, auch als Singles glücklich durchs Leben zu gehen. Und sie soll uns trösten, wenn eine Auflösung der Verlobung noch immer an uns nagt.

Das Buch Ruth beginnt höchst dramatisch. Wie so oft läuft auch hier einiges schief. In diesem Fall trifft ein Familienvater die falschen Entscheidungen.

1. ELIMELECH – DER KÖNIGLICHE DICKSCHÄDEL

RUTH 1,1–2 *Zu der Zeit, als das Volk Israel von Männern geführt wurde, die man «Richter» nannte, brach im Land eine Hungersnot aus. Darum verließ ein Mann namens Elimelech von der Sippe Efrat die Stadt Bethlehem in Juda, wo er gewohnt hatte. Er ging mit seiner Frau Noomi und seinen beiden Söhnen Machlon und Kiljon ins Land Moab und ließ sich dort nieder. (Hfa)*

Elimelech ist ein hebräischer Name und bedeutet «Mein Gott ist König». Leider war er lieber selber König und traf seine eigenen Entscheidungen. Elimelech ist der Grund, weshalb das Buch Ruth nicht positiv anfängt und uns somit auch erst mal den Einstieg in unser Buch versaut.

Elimelech traf vier tragische Fehlentscheidungen.

A) ELIMELECH ENTSCHEIDET SCHNELL UND OHNE GOTT

Die Familie Elimelechs lebt zur Zeit der Richter. Eine dunkle Zeit. Jeder tut, was ihn gut dünkt und worauf er gerade Lust hat. Und niemand schert sich einen Deut um Gott. «Hauptsache, es stimmt für mich.» Weil es für Gott nicht stimmt, schickt er eine Hungersnot. Die trifft auch die Bevölkerung Bethlehems, wo das Haus von Elimelech steht. Bethlehem heißt «Haus des Brotes». Im Haus des Brotes gibt es nichts zu essen! Das ist kein schlechter Scherz, sondern die nackte Tatsache. Gott stellt den Brothahn ab und sagt: «Wenn ihr macht, was ihr wollt, werde ich euch dennoch zeigen, dass ich der Boss und König bin.» Im Alten Testament widersteht Gott durch eine Hungersnot oft dem Ungehorsamen.

In unserem Leben geschehen des Öfteren auch katastrophale Dinge, die uns zusetzen und die wir nicht so richtig einordnen können.

Ich wollte meine Frau in ein feines Restaurant ausführen. Wir verabschiedeten uns von unseren Söhnen, als Stefan, der jüngere, aus heiterem Himmel einen Wutanfall bekam. Das war weiter nicht tragisch, er ist ein Mann. Männer neigen zu starken Gefühlsausbrüchen. Manchmal passiert das einfach, und wir haben als Eltern nichts falsch gemacht. Und manchmal passiert es, und wir haben alles falsch gemacht. Was denn nun?

Als meine Frau und ich Gott fragten: «Haben wir etwas falsch gemacht, dass Stefan einen Wutanfall hat?», war seine Antwort schnell klar: «Es ist in dieser Woche bereits der dritte Abend, dass ihr weg seid. Stefan braucht aber im Moment eure ungeteilte Aufmerksamkeit. Geht heute nicht aus.» Ich sah das saftige Steak vor meinem inneren Auge verblassen.

Es ist nicht immer einfach herauszufinden, ob Gott durch schwierige Umstände zu uns sprechen möchte. Aber Gott *nicht* zu fragen, ob er uns etwas sagen möchte, ist grob fahrlässig. Denn es braucht viel Mut, sich mit dem großen Meister auseinanderzusetzen.

Leider bringt Elimelech diesen Mut nicht auf, und er kann die Zeichen Gottes nicht deuten, oder besser gesagt, er will sie vielleicht nicht deuten. Er kommt nicht auf die Idee, Gott zu fragen: «Kann es sein, dass wir irgendetwas falsch machen?» Genau das hätte er aber tun sollen. Stattdessen hat der Familienvater den Geist der Richterzeit angenommen. Er sagt sich: «Anstatt dass Gott mein König ist, werde ich für meine Familie selber entscheiden.»

B) ELIMELECH ENTSCHEIDET WIRTSCHAFTLICH

In Bethlehem, im Haus des Brotes, gibt es nichts zu essen.

In Moab, sechzig Kilometer entfernt, hingegen gibt es alles, was der Gaumen, der Magen und das Herz begehren. Die Regale in den Läden bersten. Die Speisekarten in den Gasthöfen führen Gerichte wie ein mit Schaf gefüllter Truthahn, Dürüm mit scharf und alles: mit Kamelfilet, mit frischen, aus dem Winterschlaf geschlüpften Frühlingszwiebeln und mit glücklichen Tomaten aus Freilufthaltung. Das Wasser läuft dir im Munde zusammen. All you can eat überall. Free Refill an jedem Brunnen. Das Paradies! Wer würde da nicht alles stehen und liegen lassen für einen mickrigen 60-km-Fußmarsch? Elimelech auf jeden Fall trommelt seine Familie zusammen: «Weib, Söhne, nehmt die Füße unter die Arme, und auf geht's!»

Und so zotteln die Elimelechs los.

Nun, wo liegt das Problem?

Tja, die Moabiter waren die Erzfeinde Israels. Sie hassten die Hebräer von ganzem Herzen, und die Hebräer hassten die Moabiter von ganzer Galle. Sie hatten sich so lieb wie Tom und Jerry.

Kein Jude hätte jemals gewagt, allein einen Fuß ins Land Moab zu setzen. Da Elimelech in der Schule einen Fensterplatz hatte und im Fach Geschichte lieber von der heißen Noomi aus der Parallelklasse träumte, ist das für ihn alles kein Problem. Blauäugig wie ein Schaf läuft er Richtung Moab, ohne zu wissen, was ihn dort erwartet. Vielleicht hält er sich einfach auch für den Vorläufer von Rambo, der nichts und niemanden zu fürchten hat.

Elimelech bezahlt den höchsten Preis für seine Abenteuerlust.

RUTH 1,3 *Doch dann starb Elimelech, und Noomi blieb mit ihren Söhnen allein zurück. (Hfa)*

Tod statt Abenteuer. Wenig später segnen seine Söhne auch das Zeitliche. Elimelech reißt seine ganze Familie in den Tod.

Manchmal braucht es Glauben, etwas zu verlassen. Und manchmal ist es die Fehlentscheidung des Lebens, etwas zu verlassen.

Eine Familie mit drei wunderbaren Teenagern erlebt Familienidylle pur. Die ganze Familie ist eingebettet in einer coolen Kirche, alle fühlen sich pudelwohl, inklusive ihrem Pudel. Die drei Kinder haben mit Gleichaltrigen in der Kirche tiefe Freundschaften geschlossen. Die Frau engagiert sich in der Frauenarbeit der Gemeinde, und der Mann brennt für Jesus. Zudem hat er einen guten Job.

Das ist ihm aber zu wenig. Immer wieder sagt er: «Ich bin zu Höherem berufen, ich kann mehr und ich will mehr!» Das ist eine legitime Forderung. Eines Tages flattert aus einer anderen Stadt ein sensationelles Jobangebot ins Haus. Diese Stadt ist bekannt dafür, dass es dort praktisch keine Christen und funktionierenden Kirchen gibt.

Der Mann muss durchaus nicht gehen; es wäre aber wichtig für seine Karriere. Die Frau kniet vor ihm: «Schatz, ich flehe dich an, lass uns nicht gehen. Das hier ist unser Zuhause!» Seine drei Teenager sagen: «Vater, unsere Freunde, unsere Kirche, wir haben sie gefunden. Tu uns das nicht an!» Aber der Vater macht einen auf sturen Esel und zieht sein Ding durch. Er hätte sich blendend mit Elimelech verstanden.

Zwei Jahre später steht er vor der Scheidung. Die Frau geht in keine Kirche mehr. Der älteste Sohn steckt tief im Drogensumpf. Der zweite wird wegen krimineller Machenschaften von der Polizei gesucht. Und die Tochter hüpft mit jedem Mann in der Stadt ins Bett.

Du kannst durch eine Fehlentscheidung die ganze Familie ins Elend reißen. Darum ist es entscheidend, Gott zu fragen, was sein Wille ist. Deine Herzensstimme wird immer zu dir sprechen. Denn dein Herz lügt dich nie an, weil Gott da drin wohnt.

C) ELIMELECH UNTERSCHÄTZT DIE GEISTLICHEN KOSTEN

In Moab gibt es «nur» moabitische Frauen. Was für Frauen sollen die Söhne von Elimelech und Noomi nun heiraten?

Die Moabiter verehren mehrere Götter. Die meisten von ihnen verkörpern Sexualität und Unmoral. Die Moabiter sind bekannt als sexuell perverses Volk. Den Gott Israels lehnen die Moabiter kategorisch ab. Sie hassen ihn sogar.

Gott hatte sein Volk schon immer gewarnt: «Geht keine Ehe mit Menschen aus anderen Völkern ein.»

Ein harter Entscheid, keine Freundschaft mit Ungläubigen einzugehen. Damit sagt man doch, dass die Gottesfürchtigen die Guten und die Nichtgläubigen die Schlechten sind.

Das ist ein Trugschluss und außerdem Weichspülertheologie. Lass mich das ausführen:

Es gibt Microsoft Computer und deren Anhänger. Einmal Microsoft, immer Microsoft.

Es gibt aber auch Apple Computer und deren Jünger. Einmal ein Apfel, immer ein Apfel.

Tatsache ist, dass sich die beiden Systeme nicht vertragen. Du kannst sie nicht miteinander verbinden. Die Wahrscheinlichkeit, dass Apple und Microsoft kooperieren, ist so groß, wie dass Steve Jobs und Bill Gates zusammen eine Wurst über dem Feuer brutzeln. Na, das hat sich jetzt ja leider auch erledigt ...

Die Verbindung von Microsoft und Apple geht nicht, es macht überhaupt keinen Sinn, die beiden Systeme passen nicht zusammen. Und was die PC- und Mac-Jünger wissen, weiß Gott schon lange: «Die Moabiter und Hebräer sind zwei völlig verschiedene Betriebssysteme, die miteinander nicht harmonieren. Deshalb, liebe hebräische Boys, lasst eure Finger von den moabitischen Bräuten, auch wenn ich die vom Design her noch so appetitlich geformt habe. Es funktioniert nicht. Glaubt mir.» Und weil Gott so überzeugende Argumente bringt und die ganze Familie Elimelechs mit den Ohren Dumbos gesegnet ist, geschieht Folgendes:

RUTH 1,4 *Die beiden heirateten zwei Frauen aus Moab, sie hießen Orpa und Ruth. (Hfa)*

Was der Vater eigentlich nie wollte – dass seine Söhne eines Tages ungläubige Frauen nehmen –, passiert. Viel Erstaunen löst das nicht aus. Auf der einen Seite stehen die Söhne mit ihren Gelmatten, auf der anderen Seite die aufgebrezelten moabitischen Mädchen, die mit ihren falschen Wimpern klimpern. Die Libido tut das ihrige. Dumm gelaufen!

D) ELIMELECH DENKT: «GOTT IST ÜBERALL!» – UND DENKT DAMIT FALSCH

In der Bibel gibt es die Einzelsünde: Wenn ich sündige, beeinflusst dies mein eigenes Leben. Es gibt aber auch die Kollektivsünde: Die Sünde eines Einzelnen, die die andern Menschen um ihn herum ins Verderben reißt. Ein Beispiel dafür liefert uns das Buch Ruth:

RUTH 1,4–5 *Nach etwa zehn Jahren starben auch* ***Machlon*** *[der Kränkliche] und* ***Kiljon*** *[der Schwächliche]. Nun hatte Noomi keinen Mann und keine Söhne mehr. (Hfa)*

Während zehn Jahren werden Ruth und Orpa nicht schwanger. Im Alten Testament ist es oft so: Wenn eine Frau nicht schwanger wird, hat das auch damit zu tun, dass Gott vielleicht einiges mit ihr zu besprechen hätte.

Elimelech hatte sicher das Gefühl: «Egal, wo ich hingehe, Gott kommt sowieso überall mit, er wird uns grenzenlos und gewaltig segnen.» Und dann sterben drei Viertel der Familie, und die arme Noomi bleibt alleine zurück. Elimelech war so ein Typ, der hätte auch das Megaphon Gottes zwei Zentimeter von seinem Ohr entfernt nicht gehört, weil er nicht hören wollte.

SPRÜCHE 16,25 *Manch einer wähnt sich auf dem richtigen Weg – und läuft geradewegs in den Tod. (Hfa)*

Vielleicht fragst du dich:

- Warum ist diese Person gestorben?
- Warum musste mich dieser Mensch so verletzen?
- Warum dieser Misserfolg?
- Warum diese Krankheit?
- Warum werde ich nicht geheilt?
- Warum dieses Leid?
- Warum?

Und Gott schweigt.

Vielleicht liegt es daran, dass du die Weichen falsch gestellt hast und es höchste Eisenbahn ist zurückzugehen, um in die andere Richtung zu fahren.

Wenn du in deinem Leben vor Entscheidungen stehst und dir nicht die Zeit nimmst, um einfach mal hinzuhören, was Gott über die Situation denkt, kann dein Leben schneller in der Hose stecken, als du denkst. Eine falsche Entscheidung kann wirklich eine ganze Familie, einen ganzen Stammbaum in die braune Brühe reiten, um es mal sachte auszudrücken.

Drei Frauen bleiben zurück: Noomi, Orpa und Ruth. Sie müssen wohl oder übel mit großen Fragezeichen leben:

- Was haben wir falsch gemacht?
- Warum, Gott, stirbt mein Mann?
- Warum verliere ich beide Söhne innerhalb kurzer Zeit?
- Warum, Gott, bekommen wir keine Kinder?

Die drei Frauen bekunden große Mühe, diese Schicksalsschläge einzuordnen. Alle drei zeigen ganz unterschiedliche Reaktionen auf die Geschehnisse. Beginnen wir mit Noomi.

2. NOOMI – DIE FRÖHLICHE, DIE WONNE

RUTH 1,20–21 *«Nennt mich nicht länger* ***Noomi*** *[die Fröhliche]», erwiderte sie, «nennt mich* ***Mara*** *[die Bittere, Betrübte], denn Gott, der Allmächtige, hat mir ein schweres Schicksal auferlegt: Als ich von hier fortzog, hatte ich alles, was man sich nur wünschen kann. Jetzt lässt mich der Herr mit leeren*

Händen zurückkehren. Warum nennt ihr mich also noch Noomi? Der Herr hat sein Urteil gegen mich gesprochen; er, der Allmächtige, hat mir bitteres Leid zugefügt.» (Hfa)

Noomi ist bitter geworden. Interessanterweise sagt Noomi nicht ein einziges Mal: «Mein Ehemann ist schuld!» Für sie ist klar: Was auch immer in unserem Leben passiert, es muss an der Schaltzentrale Gottes vorbeigehen. Der Teufel kann nicht schalten und walten, wie er will. Er kann die unheilvollen Hebel nur dann in Gang setzen, wenn Gott es ihm ausdrücklich erlaubt. Für Noomi steht fest: Gott kann eingreifen, aber er hat es im Fall ihrer Familie bewusst nicht getan. Das macht die Geschichte noch komplizierter.

Theologisch gesehen gibt es zwei Arten, wie Gott eingreift:

Gott handelt dramatisch durch die sichtbare Hand – durch Zeichen und Wunder. Zum Beispiel schickt er einen Engel, oder er redet durch den brennenden Dornbusch, er lässt die Sonne nicht untergehen oder spricht durch einen Esel.

Gott handelt alltäglich durch die unsichtbare Hand – Gott arbeitet tagtäglich an unserem Leben in Abertausenden von Details.

Gott ist die höchste Autorität des Universums. Er hat alles in seiner Hand; niemand ist stärker als der Allmächtige, er steht über allen Mächten, Dämonen und dem Teufel. Er hat die Welt aus dem Nichts erschaffen, er greift übernatürlich ein, und er regiert über jedem Detail des Alltags.

Wenn du das Gefühl hast, Gott greife in deinem Leben nicht ein, täuschst du dich gewaltig. Er verbirgt sich hinter jeder noch so alltäglichen Szene deines Lebens. Er hält dich und alles am Leben. Die Bibel spricht davon, dass seine Schöpfung durch seine ganze Kraft fortbesteht. Wenn er nicht wäre, würde kein einziges Lebewesen atmen können. Du bist jede Sekunde von Gottes Eingreifen abhängig. Wenn uns das bewusst wird, werden wir ihm mit nie dagewesener Ehrfurcht begegnen.

Im Leben Noomis gibt es das alltägliche Eingreifen Gottes. Es scheint, dass Gott hinter den Kulissen die Fäden zieht. Dünne Fäden, die man kaum wahrnimmt, für die oft auch das Verständnis fehlt.

JESAJA 45,15 *Ja, Herr, du bist ein Gott, der sich verborgen hält, du Gott und Retter Israels. (Hfa)*

Weil Noomi die Fäden nicht sehen konnte, wurde sie bitter.

Ich kenne viele Männer und Frauen, die an Gott glauben. Sie geben Gott nicht auf. Sie würden ihn auch nie aufgeben. Um keinen Preis. Aber sie sind enttäuscht, bitter und tief verletzt.

Lydia, 68 Jahre jung, verlor ihren Ehemann unerwartet an einem Herzinfarkt. Als sie am nächsten Tag aufstand, rief sie ihre beste Freundin an und sagte ihr unter Tränen: «Ich kenne mich. Ich gehöre zu den Frauen, die nie loslassen können. Ich werde dieses Ereignis weder verarbeiten noch vergessen können. Ich begreife auch Gott nicht. Deshalb muss ich etwas Ungewöhnliches tun. In sechs Monaten kommst du bitte zu mir, klingelst an meiner Haustüre und sagst zu mir: ‹Sechs Monate sind genug. Die Trauerphase ist vorbei. Steh auf und lebe wieder.›»

Lydia beerdigte ihren Mann und trauerte sechs volle Monate. Als diese Zeitspanne abgelaufen war, kam die Freundin an die Haustüre, klingelte und sagte: «Lydia, Liebe, die sechs Monate sind um, deine Trauerphase ist zu Ende.»

Lydia nahm den Telefonhörer zur Hand, rief den Maler an und ließ die ganze Wohnung neu streichen. Sie schmiss all ihre Möbel zum Fenster raus und richtete jedes Zimmer komplett neu ein. Sie besuchte den Friseur ihres Vertrauens und kleidete sich von oben bis unten neu ein.

Die Leute in der Kirche waren verwirrt: «Was ist nur in Lydia gefahren? Hat sie bei einer Vorher-Nachher-Show mitgemacht?» Lydia erklärte sich: «Schaut, ich musste eine Linie ziehen – bis hierhin und nicht weiter. Hätte ich diese Linie nicht gezogen, wäre ich in fünf Jahren noch am Trauern. Genug ist genug.» Und sie hat diese Linie in ihrem Leben mit aller Konsequenz gezogen.

Auch wenn ich nicht in der gleichen Situation wie Lydia stecke, möchte ich dich trotzdem dazu auffordern, diese Linie zu ziehen. Denn die Alternative ist Noomi. Sie ist nach zehn Jahren bitterer denn je.

König David ging nicht den Weg Noomis. Sein Sohn war todkrank und lag schon im Sterben. David schrie in seiner Not zu Gott und flehte um ein Wunder, er fastete, er betete, er rang um das Leben seines geliebten Sohnes. Als dieser trotz seiner umfassenden Bemühungen starb, stand David auf, wusch sich die Hände, duschte, rasierte sich schöne Koteletten und zog neue Kleider an. Man hörte ihn murmeln: «Das Leben geht weiter.»

Ich bitte dich, in deinem Leben irgendwann einen Strich zu ziehen und zu sagen: «So, bis heute und keinen Tag länger.» Denn du hast ein Leben, und Gott ist ein Gott der Zukunft und des Neuanfangs.

JEREMIA 29,11–12 *«Denn mein Plan mit euch steht fest: Ich will euer Glück und nicht euer Unglück. Ich habe im Sinn, euch eine Zukunft zu schenken, wie ihr sie erhofft. Das sage ich, der Herr. Ihr werdet kommen und zu mir beten, ihr werdet rufen und ich werde euch erhören.» (GNB)*

Du hast Würde, weil Gott dich wertvoll gemacht hat. Diese Würde kann dir niemand und nichts nehmen, denn Gott hat sie dir gegeben.

3. ORPA – DIE ZURÜCKGEKEHRTE

So wie es aussieht, hat Orpa durch ihren Mann zum Glauben gefunden. Die Orpas unter uns sind die Frauen und Männer, die zum Glauben finden und durch einen Schicksalsschlag Gott wieder absagen: «Und das soll ein Gott der Liebe sein? Ein Gott, der einen Menschen aus dem Leben reißt, auch wenn ich zum Glauben gefunden habe? Entschuldigung, einem solchen Gott will ich nicht mehr nachfolgen.»

Orpa steht für diejenigen Frauen und Männer, die in ihr altes Leben zurückkehren: «Lieber das alte Leben, das Gewohnte, der frühere Lifestyle, als das Neue, Unbekannte.» Von Orpa heißt es:

RUTH 1,14 *Orpa [die Zurückgekehrte, Vollmähnige, Widerspenstige] küsste ihre Schwiegermutter zum Abschied. (Hfa)*

Entscheidend im Leben ist nicht, wo du anfängst, sondern wo du endest.

Orpa hat den Glauben an Gott an den Nagel gehängt. Nach allem, was geschehen war, konnte sie einfach nicht mehr glauben.

Orpa ist wie die Spinne.

DIE SPINNT, DIE SPINNE

Es war einmal eine Spinne. Die lebte glücklich und fröhlich in ihrem Netz. Alles war gut, bis sie einer Einladung zu einem gelehrten Vortrag bei einer großen Spinnenversammlung folgte. Aufmerksam hörte sie zu, wie der Redner sagte: «Die Welt ist anders geworden, ihr müsst euch anpassen, Altes aufgeben. Ihr müsst rationalisieren.» Der Vorwurf der Rückständigkeit machte die Spinne nervös. Als sie nach Hause kam, inspizierte sie umgehend ihren ganzen Betrieb. Aber kein Faden war überflüssig, jeder schien für das Geschäft dringend notwendig. Verzweifelt und dem Herzinfarkt nahe, fand die Spinne schließlich einen Faden, der senkrecht nach oben lief. Ob dieser Faden wohl zu etwas nütze war? Und sie erinnerte sich. An diesem Faden war noch nie eine Fliege hängen geblieben. Also weg damit! Die Spinne biss den Faden durch, und das Netz fiel in sich zusammen. Es war der Faden, an dem das ganze Spinnennetz aufgehängt war.[1]

Manchmal hängt dein Glaube nur noch an einem dünnen Seidenfaden. Du denkst: «Was bringt mir das?» Aber wenn du die Verbindung mit Gott abknabberst, fällt der Rest in sich zusammen. Genau dies ist Orpa passiert.

4. RUTH – DIE HINGEGEBENE, DIE FREUNDIN

Ruth ist eine unglaubliche Frau. Sie hat auch ihren Mann verloren. Sie war, wie Orpa, auch über ihren Mann zum Glauben gekommen. Nach all den schrecklichen Ereignissen sprach Ruth zu sich selber: «Wie kann ich nur diesem Gott, den ich kennengelernt habe, den Rücken zukehren? Er ist ja alles, was ich noch habe!» Ruth hat in ihrem Leben ein Fundament gelegt, das die Stürme des Lebens überleben sollte.

---

[1] Vgl. http://www.derweg.org/personen/werke/entfad.html

Ruth gehört zu den Menschen, die einen widerwärtigen Weg hinter sich haben, wie Tausende von Witwen, Flüchtlingen und Menschen, die vieles oder alles im Leben verloren haben und deren Schicksal sich irgendwann um 180 Grad gewendet hat. Und so wird Ruth schließlich zur Urgroßmutter des großen Königs David, dem Gott den Messias als Nachkommen versprochen hat!

GEORG MÜLLER, WAISENVATER VON BRISTOL

Als Georg Müller, der Hunderte von Waisenkindern betreute, eines Tages mit seiner Frau zum Arzt ging, diagnostizierte dieser ihr eine tödliche Krankheit. Georg Müller, der sein Leben für Jesus und für andere Menschen geopfert hat, sagte: «Als ich das Urteil des Arztes vernahm, sagte ich mir selbst, auch wenn mir aufgrund meiner Liebe zu ihr beinah das Herz brach: ‹Der Herr ist gut und tut Gutes!›»

An der Beerdigung predigte er über folgende drei Punkte:

- Der Herr war gut und tat Gutes, indem er mir meine Frau gab.
- Der Herr war gut und tat Gutes, indem er sie mir so lange ließ.
- Der Herr war gut und tat Gutes, indem er sie mir nahm.

Georg Müller und Ruth teilten denselben Geist.

Was meinte Georg Müller mit dieser Aussage? Es ist ganz einfach:

- Nichts in deinem Leben gehört dir.
- Dein Haus wirst du eines Tages verschenken müssen.
- Dein Geld musst oder darfst du eines Tages verschenken.
- Deine Kinder wirst du eines Tages loslassen.
- Deine Frau, deinen Mann wirst du eines Tages loslassen.
- Du wirst alles in die Hände des allmächtigen Gottes zurückgeben.

Ruth und Georg wussten immer: Es ist alles nur eine Leihgabe, eine Leihgabe auf Zeit.

Deshalb: Stehe am Morgen nicht auf, ohne Gott Danke zu sagen für alles, was er dir anvertraut hat. Mache dies zu deiner Gewohnheit!

RUTH VERTRAUT GOTT

«Wo Jesus ist, da ist göttliche Allmacht mitten in menschlicher Ohnmacht.»

Peter Hahne

Man spricht von Abraham als dem Mann des Glaubens.

Man spricht von Mose als dem, der Gott vertraute.

Und Ruth folgt als Frau deren Beispiel.

Sie hat nie an Gott gezweifelt; sie hat bei keiner einzigen Situation seine Hand losgelassen.

Du musst wissen: Mit Noomi nach Bethlehem zurückzukehren, bedeutete für Ruth folgende drei Dinge:

- Moabitische Frauen waren nicht sehr beliebt in Israel. Ungefähr so beliebt wie Speedy Gonzales auf der Jahreskonferenz der Katzen mit dem Thema: «Tod allen mexikanischen Mäusen!» Aber Ruth sagte: «Ich gehe dorthin!» Sie besaß den Mut von Speedy Gonzales.
- Verwitwete moabitische Frauen fanden keinen Mann in Israel, wenn sie keine Kinder hatten. Wer will eine Frau aus Moab, die erstens nicht mehr Jungfrau und zweitens noch dazu unfruchtbar war? Da kannst du dir als Mann gleich ein großes «L» für Loser auf deine Stirn tätowieren lassen.
- Ausländische Witwen in Israel waren am ärmsten dran, was das Essen betrifft. Sie wurden nicht einmal als würdig erachtet, die übriggebliebenen Speisereste zu essen. Ruth hatte also, hätte man sie beim Casting als Moabiterin zugelassen, beste Voraussetzungen, um als Hungerhaken die erste Staffel von Israels Next Topmodel zu gewinnen.

Ruth aber …

- wählt ein fremdes Land.
- wählt das Risiko.

- wählt das Unbekannte.
- wählt eine gebrochene Witwe als Weggefährtin.
- wählt Gott als ihren Versorger!

Gott würde es gewiss richten. Was für ein Vertrauen! Wie ein kleines Mädchen vertraut sie ganz einfach ihrem einzigartigen und wunderbaren Gott. Deshalb folgt sie ihrer Schwiegermutter.

RUTH 1,16–17 *«Wo du hingehst, da will auch ich hingehen. Wo du bleibst, da bleibe ich auch. Dein Volk ist mein Volk, und dein Gott ist mein Gott. Wo du stirbst, will ich auch sterben und begraben werden.» (Hfa)*

Was für eine dramatische Geschichte:

- Der Familienvater ritt die ganze Familie, inklusive der Schwiegertöchter, ins Elend.
- Drei Frauen, drei Schicksale, drei Situationen.
- Die eine bleibt bei Gott und wird bitter.
- Die andere sagt zu Gott: «Sorry, ohne mich!», und läuft weg.
- Und die dritte sagt: «Alles hast du, Gott, mir geschenkt, und alles habe ich dir in die Hände zurückgegeben.»

Das erste Kapitel endet mit der Perspektive der Ruth, die in folgendem Zitat wunderbar zusammengefasst wird:

«Am Ende wird Gott das letzte Wort haben, und es wird GUT sein.»

Dr. Robert Schuller

Die Geschichte von Ruth macht klar: Auch wenn ich nicht alles einordnen und verstehen kann, am Schluss wird mein Gott das letzte Wort haben. Gott baute Ruth kontinuierlich wieder auf. Sie stieg Sprosse um Sprosse hoch. Ich möchte dir dies anhand einiger Verse zeigen.

RUTH 2,10	«Wo ich doch eine Fremde bin?»	Fremde
RUTH 2,13	«Ich bin geringer als deine Mägde.»	Geringe Magd
RUTH 3,9	«Ich bin Ruth, deine Magd.»	Magd
RUTH 4,13	Sie wurde seine Frau.	Frau von Boas
RUTH 4,13	Und sie gebar einen Sohn.	Mutter
RUTH 4,17	Sie nannten ihn Obed. Er wurde der Vater von Isai und der Großvater von David.	Stammbaum von David

- Vielleicht stehst du im Moment ganz unten an der Leiter?
- Vielleicht bist du schon immer Single gewesen?
- Vielleicht bist du Single geworden, weil deine Freundschaft auseinandergebrochen ist?
- Vielleicht überschattet ein Todesfall dein Leben?
- Vielleicht hat dich dein Ehepartner betrogen?
- Vielleicht bist du geschieden?
- Vielleicht lebst du als Witwe/r?

Was auch immer deine Geschichte ist, Gott holt dich heute dort ab, wo du stehst, und wird dich an einen anderen Ort bringen, wo das Leben wieder blüht.

GEBET

Ich möchte am Anfang dieses Buches ganz bewusst mit dir beten:

Ich danke dir, Gott, dass du mir mein Leben geschenkt hast.

Niemand kennt mein Leben so gut wie du.

Ich möchte die Einstellung entwickeln, dass ich dir dankbar bin für alles, was du mir anvertraut hast.

Dort, wo ich bitter geworden bin, ziehe ich heute einen Schlussstrich.

Dort, wo ich dich nicht verstehe, durchtrenne ich nicht den dünnen Faden, sondern erhebe wie Ruth meine Augen und bin dankbar für alles, was mir von dir «zugefallen» ist.

Du bist ein Gott der Wunder, du bist ein Gott des Neuanfangs, du bist ein Gott der Perspektive.

Ich trete heute in die Fußstapfen der tapferen Ruth.

Ich ergreife deine Hand, Gott, und ich lasse dich nie mehr los.

Amen.

02

KAPITEL 2

SINGLE: Auf der Suche nach dem Partner des Lebens

«Der hat immer etwas zu geben, dessen Herz voll ist von Liebe.»

Augustinus von Hippo

Eine Frau hat einen Traum.

Sie sieht Jesus. Drei Frauen kommen zu ihm. Jesus geht zur ersten Frau hin, umarmt sie und weint mit ihr. Der zweiten Frau legt Jesus seine Hand auf die Schulter und nimmt sie wieder weg. Und die dritte Frau schaut Jesus an und lächelt ihr zu.

Die träumende Frau fragt: «Jesus, warum behandelst du die drei Frauen so unterschiedlich?»

Jesus antwortet ihr: «Die erste Frau ist Noomi. Sie hat ihren Mann verloren und ist so bitter geworden, dass ich sie umarmt und mit ihr in ihrem Schmerz geweint habe. Die zweite Frau, Orpa, hat auch ihren Mann verloren. Sie hat sich entschieden, ins alte Leben zurückzugehen. Ich habe ihr meine Hand auf die Schulter gelegt, um damit auszudrücken: ‹Liebe Frau, meine Tür zum Himmel steht für dich immer offen.› Die dritte Frau war Ruth. Auch sie hat ihren Mann verloren. Aber sie wusste, dass Gott keinen Fehler macht. Und dass am Ende Gott immer das letzte Wort haben wird. Auch in ihrem Leben. Mein Lächeln sagte: ‹Ruth, es kommt gut!›»

(Quelle unbekannt)

In diesem Kapitel nehmen wir das Schicksal dieser drei Frauen genauer unter die Lupe, um wichtige Lektionen fürs Leben zu lernen.

«Glücklich sind die, deren Träume von ihren Hoffnungen genährt werden, nicht von ihren Verletzungen.»

Dr. Robert Schuller

Wenn immer wir in unserem Leben einen Partner verlieren, sei es ein Freund, ein Verlobter, der Ehemann, die Ehefrau oder ein Kind, kämpfen wir mit einer unendlichen Leere und tiefster Sehnsucht nach der verlorenen Person in unserem Herzen.

«Es ist einfacher, einen hungrigen Bauch zu füllen als ein leeres Herz.»

Mutter Teresa

Ein Partner ist etwas Großartiges! Aber ein Partner wird nie deine tiefsten Sehnsüchte und Wünsche erfüllen können. Viele Menschen suchen nach dem *einen* Mann oder der *einen* Frau, die sie von oben bis unten in eine Glückswolke voller Zuckerwatte und Seifenblasen einhüllen. Der Partner ist Glücksgarant, Glücksschwein und Glücklichmacher in einem. Jede Pore schreit den Partner förmlich an: «Mach mich glücklich! Katapultier mich in den siebten Himmel!»

Die Erwartungen steigen ins Unermessliche, und es ist nur eine Frage der Zeit, bis der Liebesflieger wegen herber Rückschläge und Enttäuschungen eine Bruchlandung hinlegt.

Du und ich haben von Gott den glasklaren Auftrag bekommen, losgelöst von einer Partnerschaft zum Segen für die Menschen um uns herum zu werden. Das ist die Grundlage einer soliden Ehe, weil man sonst vom Partner zu viel verlangt oder erwartet.

Du bist von Gott gesegnet, um ein Segen zu sein, und nicht in erster Linie, um krampfhaft und sabbernd mit Feldstecher und Jägerhose nach einem hübschen Reh oder einem heißen Platzhirsch Ausschau zu halten. Dein leeres Herz wird ein Partner nie auffüllen können. Ich bitte dich von ganzem Herzen, diese Lüge ein für alle Mal auf den Mond zu schießen, oder noch besser in die entfernteste Galaxie, wo sie nicht mal Neil Armstrong zurückholen kann.

Ruths Gefühle Boas gegenüber waren nicht:

«Ich begehre dich, darum liebe ich dich!»

Oder:

«Ich brauche dich, darum liebe ich dich!»

Sondern:

«Du brauchst mich, darum liebe ich dich!»

«Die Liebe will nichts von dem anderen, sie will alles für den anderen.»
Dietrich Bonhoeffer

In diesem Kapitel werden wir unser Augenmerk auf drei Verse richten, um ganz tiefe Wahrheiten aus Ruths Leben zu entdecken, die wir anschließend leicht köcheln lassen und dann in unser eigenes Leben hinein servieren.

1. SEHNSUCHT NACH GUTEN FREUNDSCHAFTEN

«Freundschaft gehört zu jenen Dingen, die das Leben lebenswert machen.»
C.S. Lewis

RUTH 1,16 *[Ruth sagte zu Noomi]: «Besteh nicht darauf, dass ich dich verlasse! Ich will mich nicht von dir trennen. Wo du hingehst, da will auch ich hingehen.» (Hfa)*

Ruth ist eine äußerst erstaunliche Frau. Sie ist ein Beispiel dafür, was es heißt, eine wirkliche Freundin zu sein. Trotz ihres Verlusts und trotz ihrer schweren Situation verschenkt sie sich völlig selbstlos, ohne Rücksicht auf Verluste. Sie hat ein Herz für die Menschen, die in ihrer Not ihre Hilfe und ihr Verständnis brauchen.

Mit dem Trost, mit dem Gott sie tröstet, tröstet sie ihre Mitmenschen.

Ein Bauer hatte vier Hundebabys zu verkaufen. Auf ein Plakat schrieb er mit großen Lettern: «Vier Welpen zu verkaufen». Das Plakat nagelte er an den Zaun, der um sein Landstück führte. Während er den letzten Nagel einschlug, spürte er, wie ihn etwas an seinem Hosenbein zupfte. Er drehte sich um und sah einen kleinen Jungen vor sich stehen. Der Junge schaute zu ihm auf und sagte:

«Herr Landwirt, ich möchte eines Ihrer Hundebabys kaufen.»

Der Bauer schaute zum Knirps hinunter und meinte: «Kleiner, diese Hunde stammen von einer preisgekrönten Hundemutter. Sie kosten viel Geld.»

Der Junge griff in seine Tasche und klaubte alles hervor, was er erwischen konnte. Zum Vorschein kamen ein paar Münzen. Dann drehte er sich zum Bauern um und streckte ihm die Hand mit den Münzen entgegen: «Kann ich für dieses Geld die Hundebabys wenigstens mal anschauen?»

Der Bauer antwortete: «Ja, selbstverständlich!»

Er pfiff der Hündin, und schon kam sie aus der Hundehütte, gefolgt von ihren vier kleinen Hundebällchen. Der kleine Junge strahlte über beide Ohren. Sein Gesicht klebte am Zaun, seine Augen leuchteten und funkelten, als er die vier putzigen Kerlchen bis zum Zaun hinunterrennen sah. Als alle schon unten waren, kroch noch ein Welpe aus der Hundehütte. Er bekundete größte Mühe, schon nur aus der Hütte herauszukriechen. Er konnte kaum gehen, geschweige denn herumtollen wie die anderen Hündchen. Er humpelte und kullerte, bis der Zaun ihn unsanft bremste.

Der Junge schaute dem Bauern direkt in die Augen und zeigte auf den letzten Welpen: «Diesen will ich.»

Der Bauer erwiderte: «Junge, ich glaube nicht, dass du dieses Hündchen möchtest. Es wird nie so laufen können wie du. Es wird nie so spielen und umhertollen können wie die anderen Hündchen.»

Der Junge bückte sich und rollte mühsam sein Hosenbein hoch. Zum Vorschein kamen zwei Stahlschienen, die an speziell angefertigten Schuhen befestigt waren. Der Junge sagte: «Du, Bauer, weißt du, ich kann auch nicht so laufen wie die anderen Kinder. Ich kann auch nicht so herumtollen und mit ihnen spielen. Dieses Hündchen braucht jemanden, der es versteht. Ich möchte dieses Hündchen unbedingt. Wie viel kostet es?»

Der Bauer sagte unter Tränen: «Du guter Junge, nimm dieses Hündchen, ich schenke es dir. Liebe kann man nicht bezahlen!»

(Quelle unbekannt)

Genauso ist die Welt voller Menschen, die sich danach sehnen, verstanden zu werden. Das war Ruth klar. Sie wusste, dass sie trotz ihrer eigenen Nöte etwas zu verschenken hatte. In Noomi sah sie eine Frau, die ihre Freundschaft und ihr Verständnis dringend brauchte. Wer hätte Noomi besser verstehen können als sie?

Noomi hingegen war ein Häufchen Elend: «Ich bin leer. Ich habe meine beiden Söhne verloren. Ich habe meinen Ehemann verloren. Ich habe mein Zuhause verloren. Ich habe nichts mehr. Geht weg, Orpa und Ruth. Geht euren Weg, sucht euer eigenes Glück. Bei mir findet ihr es nicht. Ich habe nichts zu geben. Geht zurück zu eurem Gott, meiner taugt nichts. Ihr wollt eh nicht mehr mit mir zusammen sein. Ich bin so unterhaltsam wie ein Bär im Winterschlaf.»

Diese Momente kennen auch viele von uns. Wir denken: «Mir geht es so schlecht, ich ertrage nichts und niemanden um mich herum.» Die Folge dieser Gedanken: Wir ziehen uns zurück.

Dietrich Bonhoeffer hat Folgendes gesagt: «Wer nicht allein sein kann, der hüte sich vor der Gemeinschaft. Wer nicht in der Gemeinschaft steht, der hüte sich vor dem Alleinsein.»

Jeder von uns braucht eine gesunde Balance zwischen Freunden und unserer Beziehung zu Gott. Wir alle sind dringend auf gute Freundschaften angewiesen, brauchen aber gleichzeitig die stillen Momente, wo wir uns zurückziehen, um uns ganz auf unseren himmlischen Vater auszurichten.

Wir fokussieren uns zunächst mal auf das Grundbedürfnis von Gemeinschaft mit Freunden und beleuchten die verschiedenen Arten von Freundinnen. Glücklich, wer verschiedene Typen von Freundinnen hat. Der Einfachheit halber stehen sie stellvertretend auch für die Archetypen von Männerfreundschaften, auch wenn die leicht abweichen.

A) DIE MÜTTERLICHE FREUNDIN

Obwohl sie das am Anfang selber nicht so wahrnahm, war Noomi eine mütterliche Freundin für Ruth. Trotz ihrer schmerzlichen Verluste konnte sie Ruth aufgrund ihrer Lebenserfahrung viel mitgeben. Ruth wusste sich von Noomi geliebt und angenommen. Sie war bei ihr und in ihr zu Hause und lernte durch sie Gott kennen.

Die mütterliche Freundin ist dir ein Stück voraus. Sie hat vielleicht ältere Kinder. Sie hat Dinge erlebt, die du gerade erst kennenlernst. Sie war selber mal Tochter, kennt deine heutige Situation in der Familie und ist deshalb jetzt umso fähiger, dir als mütterliche Freundin zu begegnen.

Mit ihr sprichst du über den Glauben, den Beruf, die Kindererziehung. Du lehnst dich bei ihr an, öffnest dich und besprichst mit ihr all die Schwierigkeiten und Herausforderungen des Lebens. In der Beziehung zu einer mütterlichen Freundin geht es in erster Linie um dich.

B) DIE TÖCHTERLICHE FREUNDIN

Ruth war die «töchterliche» Freundin. Sie hat in Noomi etwas Interessantes ausgelöst – das Gefühl, gebraucht zu werden. Ruth lockte Noomi aus ihrem Schneckenhaus und sagte ihr: «Ich vertraue mich dir an. Ich bleibe bei dir. Hehe, mich wirst du nicht mehr so schnell los. Ich klebe, jipiee!»

Das, und nur das, hat Noomi am Leben erhalten. Sie war gefordert und hatte noch eine Aufgabe.

Töchterliche Freundinnen geben dir einen Selbstwert, weil du weißt, dass sie dich brauchen, egal, wie du dich selber dabei fühlst.

C) DIE GLEICHALTRIGE FREUNDIN

Sie hat vielleicht Kinder im gleichen Alter. Sie kennt ähnliche Umstände im Beruf oder steckt in einer ähnlichen Situation wie du. Möglicherweise ist sie ebenfalls gerade auf Partnersuche, oder sie steckt in den Hochzeitsvorbereitungen wie du. Bei ihr bist du zu jeder Tages-, Nacht- und Unzeit willkommen. Sie serviert dir immer einen Latte macchiato und teilt mit dir ihre letzten eisernen Schokoladereserven. Zu ihr gehst du auch mal zerknittert, zerzaust und ungeschminkt. «Ja, ich bin's!»

Sie weint mit dir. Sie lacht mit dir. Sie trinkt mit dir. Du kannst sein, wie du bist. Denn sie nimmt dich mit jedem Kilo, wie du bist, und sie versteht dich. Was «frau» von den Männern nicht immer behaupten kann.

D) DIE ERMAHNENDE FREUNDIN

Sie ist sehr wertvoll, wenn du gelernt hast, mit ihr umzugehen. Wie viele andere sieht sie Dinge in deinem Leben, die zu optimieren wären. Doch im Gegensatz zu den anderen hat sie auch den Mut, die Dinge konkret beim Namen zu nennen. Sie ist diejenige – alle anderen denken es nur –, die dir geradewegs ins Gesicht sagt: «Du trägst ein schönes Kleid, aber schwarz macht dich bleich wie Mozzarella. Und Mozzarella wollen wir auf dem

Teller und nicht im Gesicht, Schätzchen!» Wenn wir gelernt haben, mit dieser liebgemeinten Kritik umzugehen, ist diese Freundin eine Person, die uns sehr weit bringen kann im Leben.

Manchmal wird auch aus einem Dude eine ermahnende Freundin, wie in meinem Fall Simon, unser Worship-Captain.

Ich [Leo] hatte gerade bezüglich meiner Haare eine Fußballerphase und trug sie etwas länger. Das sah dummerweise unvorteilhaft aus für mein hübsches Gesicht. Leider hat mir das niemand gesteckt, geschweige denn, dass ich es selber gemerkt hätte.

Eines Tages kam Simon in der Manier des Petrus zu mir und schwang große Worte: «Leo, ich flehe dich an, du bist genug Löwe, bitte schneide deine Haare und färbe sie wieder. Das sieht einfach extrem viel cooler aus als das, was du jetzt auf dem Kopf trägst! Du bist nicht von der Kelly Family!» Das saß. Die aktuelle Frisur verdiente in Simons Augen nicht mal den Namen «Frisur», und das bedeutete, ich musste dringend was ändern. Nach einer Stunde kam ich aus dem Friseurgeschäft und erstrahlte in neuem Blond. Die Welt hatte wieder den weltweit einzigen(?) wasserstoffblonden Pastor. Und das dank Simon Lämmle, dem einzigen Worship-Leiter, der zwar wie ein Schaf heißt, aber besser blökt als alle Schafe Neuseelands im Chor.

E) DIE ANSTRENGENDE FREUNDIN

Sie braucht immer Hilfe, und sie steckt immer in der Klemme. Mit ihr können wir lernen, auch mal Nein zu sagen. Denn: Wer hilft, kann auch hilflos machen! Könnte es sein, dass ich so jemanden brauche, um mich selber zu bestätigen?

Freunde in allen Facetten sind überlebensnotwendig. Das sehen wir anhand des Lebens von Noomi und Ruth. Wenn du merkst, dass dir Freunde fehlen, dann kannst du folgendes Gebet sprechen: «Gott, mir fehlen echte Freunde in meinem Leben. Zeig mir, wem ich eine Freundin sein kann, und bitte schenke mir tiefe und gute Freundschaften.»

Ich bin vollends überzeugt, dass Gott dir zeigt, wem du in deinem Umfeld etwas zu verschenken hast, und dass er dir Freunde zur Seite stellen wird. Ich ermutige dich, konkrete Schritte auf Menschen zuzugehen und danach zu streben, aus jeder Sparte eine Freundin/einen Freund zu gewinnen und selber eine Freundin/ein Freund zu werden. Es muss ja nicht gleich die Kategorie «anstrengende Freundin» sein.

«Glück ist das Einzige, was man geben kann, ohne es zu besitzen.»

Halen

PREDIGER 4,9 *Zwei haben es besser als einer allein, denn zusammen können sie mehr erreichen. (Hfa)*

SPRÜCHE 17,17 *Auf einen Freund kannst du dich immer verlassen; wenn es dir schlecht geht, ist er für dich wie ein Bruder. (Hfa)*

2. SEHNSUCHT NACH GOTT

«Wer Gott sucht, der findet Freude.»

Augustinus von Hippo

RUTH 1,16 *«Wo du bleibst, da bleibe ich auch. Dein Volk ist mein Volk, und dein Gott ist mein Gott.» (Hfa)*

Ruth war Moabiterin. Sie wusste nichts von einem persönlichen Gott, der sie wie eine Tochter liebt, der Wunder bewirken kann, der auch im größten Sturm Freude schenkt.

Durch Noomi und ihre Familie kam sie in Berührung mit diesem wunderbaren Gott, mit dem Schöpfer des Universums. Ruth realisierte: Wenn man Jahwe nachfolgt, spielt man in einer ganz neuen Liga.

Wenn du dich nach einer guten Freundschaft, einer guten Ehe sehnst, dann braucht es, losgelöst von deinem Partner und deinen Kindern, eine Freundschaft zu diesem Gott im Himmel. Es ist meine tiefste Überzeugung, dass Gott der Einzige ist, der grenzenlose Freude verspricht, dass dir vor Begeisterung die Achselhaare ausfallen. Seit ich mit Gott unterwegs bin, prägt mich ein Satz, den ich mir tief ins Herz gebrannt habe:

«Gott ist meine grenzenlose Freude!»

JOHANNES 4,14 *Wer aber von dem Wasser trinkt, das ich ihm geben werde, wird nie mehr Durst haben. Ich gebe ihm Wasser, das in ihm zu einer Quelle wird, die bis ins ewige Leben weitersprudelt. (GNB)*

Diese Dimension kann ein Partner auch mit allergrößter Anstrengung nie und nimmer erreichen!

Meine Frau Susanna und unser ältester Sohn Simon verreisten zusammen für zwei Tage nach Genf, um eine von Susannas Freundinnen zu besuchen. Mein Job bestand darin, mich um unseren jüngeren Sohn, Stefan, zu kümmern. Gleichzeitig musste ich meiner Arbeit als Pastor nachkommen. Das geht nicht auf, denn Stefan hat stündlich neue Ideen: «Du, Papi» – der Tonfall verrät bereits, der Junge will was –, «Mami ist ja in diesen Tagen nicht zu Hause, und der kleine Sämi wollte schon immer mal bei uns übernachten ... Ich denke, die Gelegenheit ist perfekt, Mami ist weg!» Er wusste, bei Papa Bär sitzen die «Jas» lockerer als bei Mama. Ich sagte: «Stefan, kein Problem, aber du musst mir versprechen, dass ihr nichts anstellt.» Stefan strahlte wie ein nigelnagelneues Feuerwehrauto: «Lieber Vater, Ehrenwort, wir sind brav! Du bist der Größte, Beste und Coolste, und du siehst sogar besser aus als ich!» Ich wuchs um mindestens drei Zentimeter und übersah, dass mein Sohnemann die Finger bei seiner Oscar-reifen Rede gekreuzt hatte.

Da es sich nicht lohnt, für drei Leute zu kochen, entschloss ich mich, mit Sämi und Stefan in die IKEA zu fahren. Hotdogs sind billig und extrem gesund. Das lästige Geschirrspülen fällt weg. Nach unserem exklusiven Hundedinner setzten wir drei uns ins Kino, genossen den «Ritt durch ferne Welten» und kamen spätabends nach Hause. Stefan versprach noch einmal hoch und heilig, er würde den Bengel in sich für die zwei Tage begraben und den Engel in sich zur Wirkung kommen lassen. Die beiden Jungs feierten dann für die nächsten 48 Stunden im Bastelraum die Party ihres Lebens und ließen so richtig die Sau raus. In diesen zwei Tagen lernte ich, dass Engel sehr wilde Wesen sind.

Als Simon nach der Rückkehr hörte, was ich mit Stefan unternommen hatte und was sein kleiner Bruder alles durfte, wurde er eifersüchtig. «Papi, kaum bin ich weg, kennst du keine Grenzen mehr und stellst mit Stefan die Welt auf den Kopf. Das ist nicht fair.» Auf Knopfdruck verwandelte sich die idyllische Atmosphäre in ein giftiges Klima. Und meine Frau beschwerte sich darüber, dass die Jungs viel zu spät ins Bett gegangen seien. Unter uns: Ich bezweifle, dass die überhaupt ins Bett gegangen sind, ihren Augenringen nach zu urteilen. Aber Engel schlafen ja auch nicht.

Ich realisierte: Ich kann für Stefan der coolste Daddy der Welt sein und mir Mühe geben, ich kann alles geben für meine Söhne, für meine Frau die Sterne vom Himmel holen, ich kann an sieben Abenden zu Hause sein – ich werde meiner Frau nicht gerecht, denn sie will neun!

Es gibt in der Seele von Frauen, Männern und Kindern eine Sehnsucht und gewisse Bereiche, wo du nicht hinkommst. Auch wenn du ein direkter Nachfahre von Superman oder Mose, dem Traum aller Schwiegermütter, bist. Ich kann diese tiefste Sehnsucht weder bei meiner Frau noch bei meinen Kindern noch bei mir selber stillen.

Die Quelle, die den Durst wirklich und dauerhaft stillt, ist Gott in unserem Leben. Und von ihr muss ich trinken. Von ihr müssen deine Frau und deine Kinder zu trinken lernen, und zwar jeder für sich, losgelöst vom andern.

Denn manchmal sind meine Jungs so gut drauf wie die Sonnenkollektoren im Winter in Finnland. Ganz ehrlich, ich habe keine Lust, ihre Laune auch nur für einen Tag zu übernehmen.

Nein, das mache ich nicht!

Die Laune von meiner Frau, wenn sie ihre Tage hat?

Mache ich auch nicht!

Sie von mir, wenn ich meine biorhythmischen Störungen habe?

Auch nicht!

Das heißt, wenn ich frühmorgens aufstehe, fasse ich mir zuerst ans Herz: «Schön, Gott ist noch da!» Dann an den Kopf: «Das Hirn auch.

Gut! Also, ihr lieben Schlechte-Laune-Gedanken, ich habe eine gute und eine schlechte Nachricht für euch. Die gute Nachricht für euch: Ich bin heute mit dem linken Bein aufgestanden. Die schlechte: Gott ist immer noch da, und er hat Lust, bei euch mal auszumisten, ihr könnt Leine ziehen! Er ist ein guter Gott, und auch seine Gedanken sind gut, ich werde daher mit einem guten Gefühl in den Tag starten. Arrivederci!»

Gott ist meine Freudenquelle. Ob meine Frau mir meine Wünsche von den Augen abliest und erfüllt oder nicht, meine Stärke ist die Freude an Gott.

Ein Mann kommt in den Himmel und sieht ein riesengroßes Lager mit polierten Autos, schmucken Villen, coolen Bikes, Bergen von Freude, Liebe und Erfüllung.

Erstaunt fragt er Gott: «Warum hast du ein so großes Warenlager im Himmel?»

Gott antwortet: «Das sind alles Dinge, die ich für die Menschheit bereitgehalten habe, aber sie haben nie danach gefragt und sie nie abgeholt.»

Jeden Morgen hole ich, Leo Bigger von Wallisellen, unabhängig von meiner Frau und meinen Söhnen, «die Freude an meinem Gott» ab. Sie steht in einer Tagesration schön abgepackt vor meiner Haustüre, fein säuberlich mit meinem Namen beschriftet und mit lieben Grüßen von Gott versehen. Das Tolle an meinem Abo: Es erneuert sich jedes Jahr automatisch, wenn ich es nicht kündige.

Manchmal stürmt es um uns herum, aber ich lasse den Sturm nicht in mein Herz hinein. Die Fensterläden der Freude trotzen jedem schlechten Wetter. – Was auch immer dich heute erwartet, Jesus ist schon da!

KLAGELIEDER 3,22–23 *Die Güte des Herrn hat kein Ende, sein Erbarmen hört niemals auf, es ist jeden Morgen neu! Groß ist deine Treue, o Herr! (Hfa)*

Gott ist mein grenzenloses und übernatürliches Wunder!

In der Bibel gibt es diesen spannenden Bibelvers:

1. MOSE 1,1 *Am Anfang schuf Gott Himmel und Erde. (Hfa)*

Der Grundtext enthält das hebräische Wort «bara» – aus dem Nichts heraus, ansatzlos erschaffen. Ohne irgendeinen Gegenstand hat Gott alles in Existenz gesprochen und kreiert. Das heißt: Er kann aus dem Nichts ein Wunder machen. Er schnipst mit den Fingern, zwinkert zweimal mit den Augen und atmet einmal aus, und zack, ein neuer Stern ist da.

Auch wenn ich meine Frau unterstütze und besser gemacht habe, auch wenn meine Frau aus einem ungehobelten Bauernjungen einen mondänen, charmanten, gutaussehenden Herrn gemacht hat, auch wenn ich meine Söhne zu großartigen jungen Männern heranziehe – den letzten Schritt geht jeder alleine.

- Meine Söhne sitzen alleine am Pult, wenn sie eine Klausur schreiben.
- Sie müssen die Bälle selber ins Tor befördern, auch wenn ich sie trainiere.
- Meine Frau geht alleine zum Frauenarzt.
- Ich stehe manchmal alleine vor einem großen Berg, was die Kirche anbelangt.
- Du musst vielleicht alleine mit deiner Krankheit klarkommen, wenn das Pflegepersonal wieder weg ist.
- Du schreibst deine Masterarbeit alleine in deinem stillen Kämmerlein.

Und wenn du vor unüberwindbaren Hindernissen stehst und dein Ehepartner dich, so gut er kann, trägt und irgendwann vielleicht doch gerade nicht um die Ecke ist, hast du einen Gott, der aus dem Nichts heraus, schlagartig und ansatzlos, ein Wunder bewirken kann in deinem Leben. Dies bringen weder dein Mann noch deine Frau noch deine Kinder zustande. Außer du heißt Maria und hast den Messias geboren.

Deine Familie, deine Freunde sind limitiert, aber Gott hat alle Möglichkeiten. Gott ist dein Wunder. Das wusste Ruth haargenau, in jeder Minute. Mit dieser Freude, die niemand klauen kann, kannst du dich an andere Menschen verschenken.

Gottes Wunder beginnt erst da, wo unsere Hilfe und Möglichkeiten aufhören!

Eines Tages kam eine Gruppe von Wissenschaftlern zusammen. Sie kamen überein, dass der Mensch sich sehr weit entwickelt hätte und dass er Gott nun nicht mehr brauchen würde. So wählten sie einen Wissenschaftler aus, der zu Gott gehen und ihm mitteilen sollte, dass sie mit ihm fertig wären. Der Wissenschaftler ging zu Gott und erklärte: «Gott, wir haben beschlossen, dass wir dich nicht mehr brauchen. Wir haben den Punkt erreicht, an dem wir Menschen klonen und viele andere Wunder tun können. Warum machst du nicht einfach, dass du verschwindest?»

Gott hörte dem Mann sehr geduldig und freundlich zu, und nachdem der Mann zu Ende gesprochen hatte, sagte er: «Sehr gut, aber wie wäre es damit: Wir veranstalten einen Wettbewerb im Menschen-Machen.»

Darauf antwortete der Wissenschaftler: «Gute Idee!»

Der Wissenschaftler drehte sich schon weg und wollte sich mit seinen Kollegen sogleich an die Arbeit machen. Da fügte Gott noch an: «Nun, lieber Sportsfreund, wir werden es aber genau so machen, wie ich es ganz am Anfang bei Adam gemacht habe.»

Der Wissenschaftler sagte: «Sicher, kein Problem.» Er bückte sich und nahm eine Hand voll Dreck.

Gott lächelte ihn an: «Nein. Geh und mach dir deinen Dreck selber!»[2]

EPHESER 3,20 *Gott aber kann viel mehr tun, als wir jemals von ihm erbitten oder uns auch nur vorstellen können. So groß ist seine Kraft, die in uns wirkt. (Hfa)*

3. SEHNSUCHT NACH DEM HIMMEL

RUTH 1,17 *«Wo du stirbst, will ich auch sterben und begraben werden. Nur der Tod kann mich von dir trennen; wenn ich dieses Versprechen nicht halte, soll Gott mich hart bestrafen!» (Hfa)*

Was sagt Ruth damit?

Ruth war eine Moabiterin. Sie fand durch die Familie Noomis zum Glauben, und bevor sie sich auf eine neue Freundschaft mit einem Mann

[2] Vgl. www.lachschon.de/item/107357/

einließ, entschied sie sich, dass ihr Leben von tiefer Freundschaft geprägt sein sollte. Es lohnt sich, das Leben vom Ende her zu denken. Es lohnt sich zu überlegen, für was ich in meinem Leben bekannt sein möchte oder für wen ich am Ende sogar sterben würde. Dies definiert unsere Freundschaft, wie wir unsere Zeit, unser Geld, einfach alles investieren werden.

Alles, wofür du Zeit, Energie und Geld verwendest, definiert, wohin dir dein Herz folgt.

Wir brauchen Freunde in unserem Leben, die das gleiche Ziel verfolgen wie wir.

Ruth und Noomi entschlossen sich, den Weg des Lebens gemeinsam zu gehen. Sie wollten unbedingt gemeinsam das Ziel erreichen, so wie das die Fluggänse tun. Seit ich Nils Holgersson und die Gans Martin kenne, faszinieren mich diese eleganten und intelligenten Tiere, und damit meine ich nicht die Weihnachtsgans auf dem Teller.

Wecke die Gans in dir!

Bevor die Gänse wegfliegen, haben sie ein klares Ziel. Sie wissen, wohin sie zusammen fliegen wollen. Nachfolgend der Nutzen, den sie daraus ziehen:

Siebzig Prozent mehr Leistung und Schub, wenn sie zusammen in der V-Formation fliegen. Den V-Stil haben sie bei unserem Schweizer Skisprung-Ass und Olympiasieger Simon Ammann abgeguckt. Er holte sich sowohl 2002 und 2010 je zwei Mal die Goldmedaille auf der kleinen und auf der großen Schanze. Flieg, Simi, flieeeeeeeg!

Die Müden gehen nach hinten in den Windschatten, wie die Radler auf der Tour de France. Das heißt: Wenn eine Gans schlappmacht, übernehmen andere den Lead, und sie landet nicht wegen Absturz pfannenfertig auf einem Teller.

Die Hinteren rufen, um zu motivieren. Gänse schnattern nicht einfach, weil ihnen langweilig ist oder sie für Musicstar üben, sondern sie rufen den Vorderen zu: «Gib Gummi, you can do it. Schwing deine Flügel, Schwester! Das sieht scharf aus von hier hinten! We love Windschatten! Du bist eine Riesengans! Und immer schön geradeaus, gell! We will, we will rock you! Gans, du kannst den Fuchs versohlen! Jipieee!» Ein riesiger Motivationsclan.

Ist eine Gans krank, begleiten sie zwei andere Gänse im Sinkflug und bleiben bei ihr, bis sie wieder gesund oder gestorben ist.

Ruth war für Noomi eine solche Gans. «Noomi, gib nicht auf. Lass Bitterkeit nicht dein Leben bestimmen!» Und Ruth hat Noomi von hinten Mut gemacht, dicht an Gott dran zu bleiben und die Freude an Gott zu behalten.

Wecke die Gans in dir!

HEBRÄER 10,24 *Lasst uns aufeinander achten! Wir wollen uns zu gegenseitiger Liebe ermutigen und einander anspornen, Gutes zu tun. (Hfa)*

Wenn du wie Ruth für andere Menschen zum Segen wirst, wirst du in der Geschichte von Jesus mit dieser Welt einen Unterschied machen. Ich möchte dir etwas Verrücktes zeigen:

MATTHÄUS 1,1–6 *Verzeichnis der Vorfahren von Jesus Christus, dem Sohn Davids und dem Sohn Abrahams: Abraham war der Vater Isaaks, Isaak der Vater Jakobs, Jakob der Vater Judas und seiner Brüder. Juda war der Vater von Perez und Serach; ihre Mutter war Tamar. Perez war der Vater von Hezron, Hezron der Vater von Ram, Ram von Amminadab, Amminadab von Nachschon, Nachschon von Salmon und Salmon von Boas; die Mutter des Boas war Rahab. Boas war der Vater Obeds; Obeds Mutter war Ruth. Obed war der Vater Isais, Isai der Vater des Königs David. (NGÜ)*

Weshalb erscheint Ruth im Matthäus-Evangelium? Es spricht nicht von Orpa; es spricht auch nicht von Noomi. Es spricht von Ruth, die Freundschaft knüpfte mit anderen Frauen und die wusste, dass Gott ihre Quelle ist und dass er Wunder aus dem Nichts tun kann. Völlig unerwartet und ohne jede Vorwarnung. Es spricht von einer Frau, die immer den Fokus auf das Ziel, die Ewigkeit, richtete und die bis ins Leben von Jesus hinein eine Spur des Segens hinterlassen hat! Unglaublich!

Vielleicht liegt eine dicke Staubschicht auf deiner Geschichte mit Jesus.

Vielleicht ist deine Freundschaft zu Gott erkaltet, die Quelle verstopft.

Vielleicht sagst du: «Ich brauche ein ‹bara›-Wunder! Ich liege neben meiner Frau im Bett, aber es passiert nichts mehr in meinem Herzen.»

Vielleicht hast du Freundinnen, die dich enttäuscht haben und die du seit einer Ewigkeit aus den Augen verloren hast.

Vertraue dich Gott an. Lass die verstopfte Quelle durch ein Gebet wieder fließen. Er wird ein Wunder bewirken. Für dich!

«Unsere Gefühle kommen und gehen, Gottes Liebe aber bleibt ewig.»

C.S. Lewis

03

KAPITEL 3

VERLIEBT: Flirten, bis sich die Balken biegen

Sich verlieben ist großartig! Verlieben ist der Frühling, la vie en rose, das Glück auf den Bäumen, das ganz große Konzert. Gefühle, alles auf einmal. La vita è bella!

Jeder von uns ist gerne verliebt. In Kapitel 1 haben wir gelernt, dass ein Schicksalsschlag Ruth zu einem Single gemacht hat. Sie war keine freiwillige Single-Frau. In diesem neuen Kapitel aber werden wir einen Mann kennenlernen, der aus Überzeugung Single war. Er sagte: «Für mich stimmt's. So lange, bis ich die richtige Frau entdeckt habe.»

1. BOAS, DER GLÜCKLICHE SINGLE

RUTH 2,1 *In Bethlehem wohnte ein Mann namens Boas [der Starke, der Kräftige, der Erlöser] … Boas war wohlhabend und einflussreich. (Hfa)*

Boas hatte viel Kohle, war erfolgreich, und er hat Gott geliebt.

Ich vermute, er war der Typ Holzfäller. Hose, Hemd und eine Axt. Der Mann konnte mit seinen Augenlidern Walnüsse knacken. Nichts von Goldkettchen oder Tattoos. Ein einfacher Mann mit großem Herzen und großen Händen. Da stellte sich nur die Frage: Warum um alles in der Welt lief der nicht Händchen haltend mit seiner Traumfrau durch die Gegend? Hatten die Frauen in Bethlehem Tomaten auf den Augen? Oder Gurken von ihren Schönheitsbehandlungen? Boas muss zwischen 25 und 30 Jahre alt gewesen sein. Die meisten heirateten zur damaligen Zeit mit 14 oder 15 Jahren. Während seine Kumpels aus der Schulzeit fleißig Windeln wechselten, schaute er bei ihnen mit dem Fußball unter dem Arm durchs Fenster und wünschte ihnen: «Viel Glück!» Boas ließ sich Zeit, bis die richtige Frau kommen würde!

Wenn man in den 20ern ist und keinen Partner am Start hat, taucht da, im Gegensatz zu Boas, die eine oder andere Frage auf.

Nehmen wir an, du gehst fischen. Du wirfst die Angel mit dem Köder aus. Du sitzt da. Stunde um Stunde. Eine spannende Tätigkeit. Du sitzt immer noch da. Den ganzen Tag. Und am Abend gehst du nach Hause und hast nichts gefangen. Da stellst du dir automatisch die Frage: «Warum beißt bei mir kein Fisch an? Es muss ja nicht gleich der Weiße Hai sein, aber so eine Forelle? Oder von mir aus eine Sardelle. Aber nein, ich fisch ja nicht mal eine Fahrradglocke aus dem See. Ist der Köder nicht gut? Mach ich irgendwas falsch?»

Dieselben Fragen stellen sich Langzeit-Singles, die es nicht geschafft haben, einen Partner zu angeln: «Was stimmt an mir nicht, dass mich keine Frau will? Provoziert mein Deo, mein After Shave die Frauen doch nicht? Ist mein Lächeln zu aggressiv? Hätte ich doch auf das Bleaching verzichten sollen, weil jetzt meine Zähne zu sehr blenden? Habe ich auf die falsche Haarfarbe gesetzt? Was kann an Lila falsch sein? Was ist der Grund, dass ich bei niemandem ankomme?»

Sobald du diesen Gedanken in deinem Leben Raum gibst, reduziert sich dein Leben auf die eine Frage: «Was mache ich falsch?»

Boas hat sich keinen Deut darum geschert, was er wohl falsch mache. Stattdessen pflegte er eine tiefe Freundschaft mit Gott, baute eine Firma auf und traf sich zum Feierabendbier mit seinen Kumpels im Club, wo sie ihre Kamele feinjustierten. Er hatte null Bock auf den Wartesaal der frustrierten Singles, die mit heraushängender Zunge jeder Rapunzel, die vor der Scheibe durchspazierte, nachsabberten. Er war eh nicht der Märchentyp. Er lebte sein Leben jetzt, here and now, und er war extrem dankbar für alles, was in seinem Leben abging.

Boas war ein glücklicher Single. Daneben gibt es viele andere Single-Typen.

A) DER SCHICKSALHAFTE SINGLE

Single durch unabänderliche Umstände wie Tod, Trennung, Scheidung, Krankheit oder Behinderung.

B) DER VORSÄTZLICHE SINGLE

Single aus Vernunftgründen oder situationsbedingtem Entschluss.

C) DER BERUFENE SINGLE

Single aus innerer Überzeugung und Begabung.

D) DER WARTENDE SINGLE

Single auf Abruf in Warteposition.

E) DER EGOISTISCHE SINGLE

Single aus Eigennutz oder schlichter Bequemlichkeit.

Was all diesen Typen gemein ist: Sie leben mit Sonnen- und Schattenseiten des Single-Lebens.

2. DIE SONNENSEITE DES SINGLE-LEBENS

Boas genoss die unendlichen Vorzüge des Cowboylebens:

Er war so flexibel wie ein Chamäleon und hatte einen Zeitspielraum von der Breite des Mississippis.

Er hatte definitiv weniger Beziehungskonflikte, musste nicht mit seiner Frau auf Deko-Shoppingtour und durfte nach wie vor im Stehen pinkeln.

Er konnte einen Großteil seiner Zeit und Energie in seinen Beruf investieren und ein großartiges und florierendes Geschäft aufbauen.

Er konnte im Kindergottesdienst der jüdischen Gemeinde mitarbeiten, den Sponsorenlauf für die neue Synagoge organisieren, die Klezmer-Singgruppe dirigieren und der Männerkonferenz zum Thema «Die Bedeutung des Meerschweinchens im vorderen Pentateuch» vorsitzen. Der Junge hatte massig Zeit für die Kirche.

Er lebte extrem unkompliziert. Er rasierte sich nicht jeden Tag. Er musste nicht sieben Koffer packen, wenn er in die Ferien ans Rote Meer verreiste. Er ließ die Unterhosen rumliegen.

Boas kostete die Zeit voll aus. Er liebte sein Cowboydasein und genoss den Ritt auf seinem Kamel Richtung untergehende Sonne.

3. DIE SCHATTENSEITEN DES SINGLE-LEBENS

Natürlich gab es da auch die weniger schönen Momente im Leben von Boas:

Manchmal war er einsam und ertappte sich dabei, wie er mit seinem Kamel flirtete.

Er entwickelte auch die Tendenz, nur an sich zu denken und die Interessen seiner Umwelt gar nicht wahrzunehmen.

Am Samstag, wenn alle nach dem Synagogenbesuch zu Hause am Familientisch ihr Lamm verspeisten, drehte er auf seiner Veranda die Daumen, weil niemand Zeit hatte fürs Fußballspiel. Ihm war ab und zu brutal langweilig. Deshalb erfand er das Spiel Schach. Das konnte er gegen sich selber spielen. Schach, das langweiligste Spiel der Welt. Aus meiner Sicht.

Niemand gab ihm ein Feedback. Außer seiner Mutter. Aber dieses Feedback kannte er bereits: «Räum gefälligst deine Unterhosen weg, Junge! So findest du nie eine Frau!»

Seine Zukunft war so klar wie die Sicht am Morgen auf der Kamelautobahn Richtung Jerusalem. Wegen des aufgewühlten Staubs kam es die ganze Zeit zu Auffahrunfällen. Boas hatte also keine Ahnung, was in der Zukunft vor ihm lag. Manchmal fehlte ihm einfach die Perspektive.

Einer Sache war sich Boas ganz sicher: Gott würde ihm die Frau schenken, die zu ihm passt. Er wusste, ein Geschenk konnte man sich nicht selber holen, er würde es erhalten. Das hatte nichts mit falscher Passivität zu tun – Boas wusste, dass er seinen Teil auch dazu beitragen musste –, sondern vielmehr mit dem Wissen, dass ein Partner nicht verdient werden kann, weil Gott aus freiem Willen heraus schenkt. Boas hatte kein Anrecht darauf. Niemand hat ein Anrecht darauf.

Vertraue Gott in jeder Situation. Tu, was du kannst. Und Gott wird tun, was du *nicht* kannst.

JESAJA 49,23 *Ich bin der Herr! Ich enttäusche keinen, der mir sein Vertrauen schenkt. (Hfa)*

Lass dich nicht entmutigen, wenn das Geschenk noch auf sich warten lässt. Lass dich nicht abschrecken von all den komischen Käuzen mit ihren bescheuerten Kommentaren:

«Eigentlich bist du ja ganz normal, aber dass du keinen Mann findest, verstehe ich einfach nicht.»

«Irgendetwas stimmt nicht mit dir.»

«Du lässt keinen Platz in deinem Leben für eine Partnerin.»

«Du bist zu wählerisch.»

«Du suchst nach einem Mann, den es nicht gibt.»

«Du weißt nicht, was du von einem Mann erwarten sollst.»

«Du gehst es nicht ernsthaft genug an.»

Alles dummes Geschwätz. Du bist als Single eine coole, vollwertige Person.

4. DER FRÜHLING IST DA

RUTH 2,2+5 *Eines Tages sagte Ruth zu ihrer Schwiegermutter: «Ich möchte auf die Felder gehen und dort die Ähren auflesen, die von den Erntearbeitern nicht mitgenommen wurden.» […] Boas erkundigte sich bei dem Mann, der die Arbeiter beaufsichtigte: «Zu wem gehört diese junge Frau da?» (Hfa)*

Das Wort «Feld» steht für das Umfeld, wo du drin steckst: die Schule, die Verwandtschaft, die Nachbarschaft, der Sportclub, die Kirche, deine Kleingruppe. Achtzig Prozent aller Freundschaften beginnen in deinem Umfeld.

Wie beginnt diese Freundschaft? Es braucht zwei Paar gute Augen – und heutzutage vielleicht noch einen Computer.

Ein Single will sich vom Computer die perfekte Frau auswählen lassen und gibt seine Wünsche ein:

«Ich möchte eine echte Kameradin. Sie soll klein und niedlich sein, Wassersport mögen und Freude an Gruppenaktivitäten haben.»

Antwort des Computers: «Heiraten Sie einen Pinguin!»

Wenn du eher auf Menschen als auf Pinguine stehst, gibt es auch noch andere Methoden, wie eine Partnerschaft entstehen kann. Sie entsteht durch …

A) … DEN ERSTEN BLICK

Boas fiel Ruth sofort ins Auge. Der Klassiker: Liebe auf den ersten Blick!

Als meine Jugendgruppe eine andere Jugendgruppe besuchte, kam ich in den Saal und sah eine blonde Frau. Blond ist immer gut. Aber nicht matchentscheidend, denn sie kann ihre Haare auch blond gefärbt haben. Auf jeden Fall, besagtes Mädchen war blond und trug riesengroße reizvolle Ohrringe, die mich vom ersten Augenblick an fesselten. Ich dachte: «Warum hängt kein Typ bei der heißen Braut rum? Ist die tatsächlich noch Single? Großer Gott! Ich danke dir! Sind hier alle Männer von Damaskus und mit Blindheit geschlagen?» Einer meiner Jugendgruppen-Freunde steckte mir: «Das ist Susanna. Jeder weiß, sie hat große Ansprüche. Bis jetzt hat noch keiner ihren Vorstellungen genügt.» Tja, und dann kam ich, Leo Bigger! Es war klar, meinem Charme, meinem Charisma und meinem Adonis-Wuchs würde sie nicht widerstehen können ...

Boas heißt «der Erlöser», und ich weckte Susanna aus ihrem Dornröschenschlaf. Ich war der Prinz ohne Schwert und ohne Krone, dafür mit Moped und Helm ...

Also, mach deine Augen auf und sieh, was Gott dir über den Weg schickt. Vielleicht trifft dich noch heute der Liebespfeil Gottes. Boumm!

B) ... EINEN FLIRT

Ich bin der Flirtkönig. Ich kam praktisch flirtend zur Welt. Ich bin in Buchs, im hintersten Rheintal, aufgewachsen. Meine Eltern waren halbe Bauern, meine Vorfahren waren alles Bauern, und Bauern sind bekannt als Meister der hohen Flirtkunst. Ich habe diesen Bauern-Flirtstyle von der Pike auf gelernt: einfach, brachial, aber klar.

Unsere beiden Jugendgruppen organisierten einen Themenabend, bei dem jeder als Bauer oder Bäuerin verkleidet erscheinen musste. Für mich hieß das: Ich komme so, wie ich immer angezogen bin. Susanna trug elastische Hosenträger. Ich wollte bei ihr auffallen. Also ging ich zu ihr hin, zog an diesen überaus elastischen Hosenträgern und ließ sie anschließend genüsslich und hemmungslos schnellen. Du, die hat es beinahe auf die Kanzel katapultiert! Susanna drehte sich um und sagte zu mir: «Deinen Namen werde ich nie mehr vergessen!» – «Geil!» Mein Herz jubilierte. Trotzdem wollte ich mich vergewissern und fragte sie, warum sie mich denn nicht vergessen würde.

Sie: «Mein Autofahrlehrer hieß auch Leo.»

Ich: «Was meinst du damit?»

Sie: «Der war nicht mein Typ ...»

C) ... DEN DUFT

Wenn du eine Frau findest und heimlich an ihr rumschnüffelst und ihren Duft in dich aufsaugst und sie so duftet wie du, dann sagst du: «Du, wir duften genau gleich! Lass uns nach Vegas verduften und heiraten! Lass uns eine Familie gründen! Ich mag dich so gerne riechen.»

Untersuchungen zeigen, dass die Ausdünstung vieler Paare zu ein und derselben Geruchsfamilie gehört und man aus dieser Geruchsähnlichkeit auch auf genetische Ähnlichkeiten schließen kann. Wir wählen anscheinend in Liebesangelegenheiten nach dem Prinzip: Gleich und gleich gesellt sich gern.

Was man auch immer von dieser Schnüffeltheorie hält, eines ist sicher: Ein gutes Deodorant hat beim Dating noch nie geschadet. Body und Klamotten waschen übrigens auch nicht. Ach, ich mag praktische Tipps.

D) ... EINE NATÜRLICHE ENTWICKLUNG

Manchmal entstehen Freundschaften zwischen Frauen und Männern auch so: Man unternimmt gemeinsam etwas, man schaut sich im Kino Filme an und bewirft sich mit Popcorn, man plaudert zusammen bis tief in die Nacht über einem Gläschen Rotwein, man wälzt schwierige Fragen im Philosophencafé um die Ecke, man verbringt Stunde um Stunde und merkt nicht, wie die Zeit vergeht, und eines Tages sagt sie zu ihm: «Du, ich meine, wir benehmen uns ja schon fast wie ein Pärchen!» Er sagt: «Jetzt, wo du's sagst, kommt es mir auch in den Sinn.» Sie: «I wanna hold your hand!» Er: «Das ist von den Beatles.» Sie: «Mir egal, gib mir jetzt endlich deine Hand, ich will deine Freundin sein.» Er: «Okay.» Das ist natürliches Hineinwachsen.

5. EIN SOLIDER CHARAKTER ÜBERZEUGT IMMER

Boas war schwer beeindruckt von Ruths Charakter.

RUTH 2,6–7 *«Sie ist eine Moabiterin, die mit Noomi aus Moab zurückgekehrt ist», erwiderte der Mann. «Sie hat mich gefragt, ob sie dort, wo deine Männer schon waren, die liegen gebliebenen Ähren auflesen darf. Seit dem frühen Morgen ist sie bereits da und hat sich noch kaum in den Schatten gesetzt.» (Hfa)*

Boas war weise. Der Weise lehnt es ab, sich nur mit Äußerlichkeiten und bloßen Karosseriefragen zufriedenzugeben. Wenn Männer die Schönheit einer Frau höher schätzen als ihren Verstand, kommt das daher, dass es auf der Welt mehr Dummköpfe als Blinde gibt.

Ich habe bei gewissen Frauen und Männern diese ominösen Wunschlisten gesehen, wie die Frau oder der Mann aussehen sollte und was der Partner alles mitbringen sollte.

Kennst du das? «Neeeeiiin, noch nie gemacht.» Niemand will sie geschrieben haben, diese Listen, obwohl sie immer wieder auftauchen. Auf diesen Listen stehen die exakte Haarfarbe in der richtigen Abstufung, die perfekten Maße 60/90/60 – oder war es 90/60/90? Keine Ahnung, was das bedeutet – und dass die Herzensdame doch ein Herz für die eigene Katze haben soll.

Wenn Boas eine solche Wunschliste gemacht hätte, hätte sie folgendermaßen ausgesehen:

«Lieber Gott, da bin ich, Boas, 25, noch immer Single. Gott, ich hätte gerne eine Frau, und zwar – ich sage dir genau, welche Art von Frau, Gott. Sie muss folgendermaßen sein:

- Eine reinrassige Ausländerin.
- Am liebsten eine Moabiterin aus diesem verruchten Volk.
- Aus dieser Sekte, in der sich alles nur um Sex dreht und die den Gott Israels gewaltig hasst.
- Am liebsten gibst du mir eine Frau, die bereits einmal verheiratet war, so ungefähr für zehn Jahre, wenn wir schon mal dabei sind, auf gar keinen Fall also eine Jungfrau, um Gottes willen, nein!
- Sie sollte die Tendenz haben, dass sie vielleicht nie Kinder haben wird, also unfruchtbar sein.
- Wenn ich sie sehe, sollte sie ungeschminkt sein, auf den Knien beim Ährenlesen, schmutzig, schmuddelig, stinkend, klebrig und mit ganz viel Schweiß unter den Armen, das wär toll. Ich habe eine Schwäche für riechende Achseln.
- Gott, ich hätte so gern eine Frau, die mausarm ist, die keinen Rappen auf dem Konto hat, eine Frau, wo es bitte, bitte auch nichts zu erben gibt, außer vielleicht Schulden, das wäre okay.

- Oh, Gott, ich weiß, ich bin unverschämt, aber ich hab da noch was: Ich hätte gerne eine Frau, die viele Probleme hat, innerlich und äußerlich zerbrochen ist und unglaublich viele Altlasten in die Freundschaft mitbringt; alles soll so richtig schwierig sein.
- Oh, fast hätt ich's vergessen, ganz wichtig, ich meine, gaaaaaaaaanz wichtig: Ich hätte gerne eine Schwiegermutter, die so richtig bitter ist. Sie soll unsere Ehe so richtig schlecht prägen und bitte immer miese Stimmung verbreiten.
- Gott, kann es sein, dass du eine solch perfekte Frau auf Lager hast? Ich, Boas, würde sie pfannenfertig nehmen. Und Entschuldigung nochmals für meine hohen Ansprüche. Meine Mutter sagte immer schon, ich sei einfach zu wenig bescheiden.

Das wäre die Wunschliste von Boas gewesen ... oder? Nein, Boas nannte zwei Dinge, die ihm wichtig waren:

- Ich möchte gerne eine Frau, die Gott mit ungeteiltem Herzen liebt.
- Meine Frau sollte einen gigantischen Charakter vorweisen.

Boas schrieb keine Wunschliste mit Dingen, die seine Frau ihm bringen sollte, sondern Boas malte vor seinem inneren Auge eine Liste, die besagte, welch ein Mann er eines Tages für seine Zukünftige sein würde. Er wollte ein Segen für seine Frau sein.

Ich habe mir in meinem Herzen immer eine Frau gewünscht, die leidenschaftlich ist für Gott, die ein Herz hat für die Kirche, die sich für den Gott im Himmel mit Leib und Seele investiert. Wenn ihr seht, was für eine Frau ich bekommen habe, dann sind meine Wünsche in höchstem Maß erfüllt worden.

Weil ich mir eine Partnerin gewünscht habe, habe ich mich nach einer solchen in der Kirche umgeschaut und nicht zum Beispiel in der Scheunendisco. Denn für mich war klar: Wenn diese Wünsche erfüllt werden sollten, dann wollte ich an dem Ort, wo ich Gott begegne und wo ich für Gott leidenschaftlich sein kann, auch meine Partnerin suchen und finden. Denn auf keinen Fall wollte ich meine Beziehung zu Gott durch eine Beziehung mit einer Frau aufs Spiel setzen. Eines war und ist mir glasklar:

- Mit meinen Freunden verbringe ich eine gewisse Zeit meines Lebens.
- Mit meiner zukünftigen Frau bleibe ich zusammen, bis der Tod uns scheidet.
- Aber mit Gott werde ich die Ewigkeit verbringen.

Jeder Mensch hat die Sehnsucht, geliebt zu werden: so, wie er ist! Lass dieses Bewusstsein deine Freundschaft prägen.

6. ICH HABE WAS ZU VERSCHENKEN

RUTH 2,8 *Da sagte Boas zu Ruth: «Ich mache dir einen Vorschlag.» (Hfa)*

Mit anderen Worten: «Du, Ruth, ich habe dir etwas anzubieten; ich habe eine krasse Liste.»

Hast du gewusst, dass es drei Arten von Männern gibt?

Die einen machen doch tatsächlich ihre Wäsche selber.

Zweitens gibt es die Männer, die schaffen es immerhin noch, die Wäsche selber vom Boden aufzuheben und sie in den Wäschekorb zu werfen.

Und drittens gibt es Männer, die heben Unterhosen und gebrauchte Socken vom Boden auf, beschnuppern sie und sagen: «Ich glaube, die trag ich noch mal vier Tage. Schließlich will auch ich meinen Beitrag zum Umweltschutz leisten.»

Boas gehörte definitiv zur ersten Gruppe und hatte gewaltige Qualitätseigenschaften. Die kommen noch mehr zum Vorschein, wenn ich dir aufliste, was Boas *nicht* war:

- der Gefühlsduselige, der keiner Belastung standhält;
- der Rambotyp, der in seinem Element ist, wenn er alles grob und unhöflich niedertrampeln darf;
- der Eifersüchtige, der bewirkt, dass sie ihn meiden will;

- das Muttersöhnchen – dem schon im Artikel das Männliche fehlt, der den passiven Pascha mimt und damit so attraktiv ist wie ein Stein in einem Wanderschuh;
- der Hilflose, der ohne Frau nicht überleben kann;
- der Workaholic, der durch seine permanente Abwesenheit glänzt;
- der General, der bei seiner Frau jeglichen Respekt vermissen lässt und sie rumkommandiert.

Nein, so war Boas nicht. Er arbeitete in seinen Single-Tagen an seinem Charakter. Wenn du Single bist, aber auch wenn du verheiratet oder in einer Freundschaft bist, hör nicht auf, an deinem Charakter zu arbeiten, damit du eines Tages zu einer Person wirst, die sich dem Gegenüber positiv verschenkt.

In den folgenden zwei Versen kommen fünf Charaktereigenschaften von Boas, dem Erlöser, dem starken, kräftigen Mann, zum Vorschein.

RUTH 2,8–9 *«Du brauchst nicht auf ein anderes Feld zum Ährenlesen zu gehen; bleib hier bei meinen Mägden, die die Garben binden! Sammle immer dort, wo die Arbeiter gerade das Korn abmähen. Ich habe ihnen verboten, dich zu belästigen. Wenn du Durst hast, dann geh ruhig zu den Krügen dort und trink von dem Wasser, das meine Männer geschöpft haben!» (Hfa)*

Boas hat fünf Eigenschaften zu verschenken:

A) NÄHE: ICH BIN DEINE SICHERHEIT

Was Frauen gerne mögen, sind Männer, die auch im Sturm stehen und sich nicht wie Laubblätter im Wind vertreiben lassen. Männer mit einem großen, mutigen Herzen, das stark ist, weil Gott darin thront. Männer, in deren Nähe die Frau weiß: Es kommt gut.

B) ANNAHME: ICH BIN DEINE LIEBE

Boas sagte es ungefähr so: «Ruth, ich kenne deine Vergangenheit. Aber ich baue mein Leben nicht auf deine Vergangenheit, sondern auf unsere Zukunft. Ich werde dich lieben als die Frau, als die Gott dich geschaffen und ursprünglich gedacht hat.»

C) SCHUTZ: ICH BIN DEIN BESCHÜTZER

Boas sagte, frei interpretiert: «Wenn ein anderer Arbeiter kommt und dich belästigt, Ruth, dann komm zu mir, und ich mach ihn flach wie ein ungefülltes Dürüm.»

D) ESSEN UND TRINKEN: ICH BIN DEIN VERSORGER

Boas übernahm auch die Verantwortung für das leibliche Wohl seiner geliebten Ruth. Er würde für sie sorgen und alle ihre Bedürfnisse stillen. Und darüber hinaus würde er auch versuchen, ihre Wünsche zu erfüllen.

E) GOTTESFURCHT: ICH BIN DEINE TREUE

Boas sagt: «Du musst nicht woanders hingehen. Ich werde dir immer treu sein. Ich werde dich nicht verlassen, wenn schwierige Tage kommen. Ich werde dich nie fallen lassen, was auch immer passiert.»

Boas war ein Mann, der Gottes Gebote und Gottes Weisungen sehr ernst nahm. Weshalb zum Beispiel lässt Boas Ähren am Boden liegen? Weil Gott allen Israelis im Alten Testament folgendes Gebot gegeben hatte:

5. MOSE 24,19 *Wenn ihr bei der Ernte eine Garbe auf dem Feld vergesst, geht nicht zurück, um sie zu holen. Lasst sie den Ausländern, Waisen und Witwen! Dann wird der Herr, euer Gott, euch bei all eurer Arbeit segnen. (Hfa)*

Seine Single-Jahre nutzte Boas konsequent, um seine Freundschaft mit Gott zu vertiefen. Ich ermutige dich, liebe Single-Lady, lieber Single-Dude: Nutze diese Phase, um deinem himmlischen Vater leidenschaftlich nachzufolgen!

Okay, unsere Geschichte ist jetzt so weit fortgeschritten, dass Ruth nun wieder an der Reihe ist. Wenn du in der Haut von Ruth stecken würdest – für uns Jungs braucht das jetzt mehr Fantasie –, und ein Mann würde alles für dich tun, für dich sorgen, dir die ewige Treue versprechen, würdest du ihn dann nicht auch fragen: «Äh, warum tust du das?»

7. SCHAFFE KLARE VERHÄLTNISSE

RUTH 2,10 *Da warf Ruth sich vor ihm nieder und fragte: «Womit habe ich das verdient? Warum beachtest du mich, obwohl ich eine Ausländerin bin?» (Hfa)*

Mit anderen Worten dachte Ruth: «Hey Boas, ganz ehrlich, ich bin überfordert. Zuerst siehst du mich, du schnupperst, du flirtest, du machst mir den Hof, du deckst mir den Tisch ... Boas, was willst du? Willst du mich einfach ins Bett bringen?»

Ruth hatte im Laufe des Lebens so ihre Erfahrungen mit den Männern gesammelt. Es gibt viele Kerle, die machen alles für eine Frau, bis sie sie im Bett haben, und du denkst: «Wow, was für ein toller Mann mit solch einem edlen Charakter!»

Edel ja – bis zum Bett!

Oder Ruth dachte: «Boas, ganz ehrlich, tust du das, weil du's tun musst?» Vielleicht hatte Boas als Langzeit-Single ein schlechtes Gewissen, weil er wenig Verantwortung zu tragen hatte, und er wollte die soziale Ader in sich reanimieren.

Ruth aber hoffte insgeheim: «Oder tust du das am Ende alles, weil du wirklich an mir interessiert bist?»

Weshalb ist diese Frage so wichtig, wenn du befreundschaftet bist?

Ruth wollte von Boas wissen, weshalb er dies alles für sie tat. Du musst abchecken, mit welchem Typ Mensch du eine Beziehung angefangen hast. Es gibt mindestens drei Typen:

A) DER FREAK

Es gibt Pärchen, auch innerhalb der Kirche, die sind zusammen, die haben christlichen Sex vor der Ehe, das ganze Programm mit allem Drum und Dran. Und so geht es Jahre. Die Frau hat das Gefühl, dass eh alles klar ist, dass er sie sowieso heiraten wird. Wenn sie dann eines Tages ihren Freund fragt: «Du, wann wollen wir eigentlich heiraten?», sagt plötzlich der Mann: «Heiraten? Äh ... schon ... aber nicht dich.»

Das ist leider kein Witz! Solange nämlich der Sex stimmt, ist der Mann zufrieden. Aber Heiraten kommt für ihn nicht in die Tüte. Der junge Mann hat so viel Gespür wie eine tote Kuh und das Verantwortungsbewusstsein eines Zweijährigen. Er nimmt sich Sachen von der Frau, die nicht ihm gehören und für deren Konsequenzen er zu keinem Zeitpunkt je bereit war, den Preis zu bezahlen.

Ruth wollte von Boas wissen: «Hey, Hombre, was willst du? Bist du ein Freak, der einfach flachlegt, was ihm über den Acker läuft?»

B) DER FREUND

Bevor ich meine Frau geheiratet habe, hatte ich eine sehr gute Bekannte. Wir machten gemeinsame Unternehmungen, wir trafen uns zweimal pro Woche, wir beteten gemeinsam, wir hatten es wirklich, wirklich cool, dachte ich. Bis sie mich eines Tages anhauchte: «Leo, empfindest du etwas ... für mich?» – Ich: «Nein! Und du?» – «Ja!» Oh-oh. Du, da hatte ich ein Problem zu lösen.

Für mich war klar: Sie ist eine gute Freundin, ein Kumpel, halt mit langen Haaren und hoher Stimme. Ich hatte den Reiz der Frau noch nicht wirklich für mich entdeckt. Mit dem Mädchen hatte ich es einfach gut. Sie hingegen hatte gehofft und geglaubt, dass ich sie eines Tages heiraten werde. An diesem Tag brach für sie eine Welt zusammen.

Deshalb hat Ruth Boas gefragt: «Sag mal, Boas, willst du mein Freund sein?»

C) DER «FOREVER»-TYP

Wenn dieser Typ eine Freundschaft anfängt, fängt er sie mit dem Gedanken an: «Ich meine es ernst, ich will dich, und ich ziehe es auch durch.» Als meine Frau und ich uns kennenlernten, haben wir drei Monate lang «gedatet». Wir versprachen uns, dass wir die Übung wieder abbrechen würden, falls der Liebesblitz in diesen drei Monaten nicht einschlagen würde. Mich traf der Blitz in der ersten Sekunde des ersten Dates. Zu diesem Zeitpunkt war das Liebesbarometer von Susanna auf ungefähr minus 40 Grad Celsius. Sie war so verliebt in mich wie der Hund meiner Nachbarn, der mich regelmäßig ins Bein biss.

Es war alles andere als einfach: Ich gab mächtig Gas, erzählte ihr meine besten Witze beim Essen – sie lachte nicht. Ich lächelte sie an – sie lächelte nicht. Ich füßelte sie unter dem Tisch an – sie füßelte nicht. Ich wusste, ich hatte genau drei Monate Zeit, um den Himmel in Bewegung zu setzen, dass er diesen vermaledeiten Blitz schicken würde. Sonst wäre Game over, aus, Schluss die Maus. Die Zeit lief mir davon. Ich kaufte mir innerlich schon eine Mönchskutte und stellte mich darauf ein, als Jungfrau zu sterben.

Auf wundersame Art und Weise kam der ersehnte Blitz doch noch. Als wir die Freundschaft anfingen, wussten wir, es würde alles relativ schnell gehen. Das Ganze lief auf die Verlobung und die Heirat hinaus. Wir fingen die Freundschaft an, weil wir für immer zusammen sein wollten.

Wieso schreibe ich das? Ich höre immer wieder von Frauen und Männern, die maßlos enttäuscht sind, wenn der Partner sich nach kurzer Freundschaftszeit vom Acker macht, weil sie davon ausgegangen sind, dass die Freundschaft, die sie begonnen haben, *für immer* ist. Deshalb fragt Ruth Boas: «Boas, was willst du?»

RUTH 2,11–12 *Boas antwortete: «Man hat mir berichtet, wie du seit dem Tod deines Mannes deiner Schwiegermutter beigestanden hast. Deine Eltern und dein Land hast du verlassen und dich einem Volk angeschlossen, das du vorher nicht gekannt hast. Du bist zum Herrn, dem Gott Israels, gekommen, um bei ihm Schutz und Zuflucht zu finden. Möge er alle deine Taten reich belohnen!» (Hfa)*

- Fang nur dann eine verbindliche Freundschaft an, wenn du auch bereit bist, deinen Partner zu heiraten.
- Schaffe klare Verhältnisse.
- Sauge nicht das Glück von deinem Partner ab, sondern mache du ihn glücklich.
- Bete, dass Gott dir die Augen öffnet, auf dass du die Liebe deines Lebens entdeckst.

04

KAPITEL 4

PARTNER-WAHL: Das ist mein Traumpartner

Nehmen wir an, du bist unsterblich verliebt. Wie kannst du ihr das nun zeigen? Wie wirbst du um das Herz deines Partners? Denn nur verliebt sein und das für sich behalten, bringt leider nichts. Dann bleibst du alleine wie der Mann auf dem Mond oder freundest dich mit deinem Volleyball an und sprichst mit ihm.

Eines ist klar: Wir sind nicht gerne alleine.

1. MOSE 2,18 *Gott, der Herr, dachte sich: «Es ist nicht gut, dass der Mensch allein lebt. Er soll eine Gefährtin bekommen, die zu ihm passt!» (Hfa)*

Es ist nicht gut, wenn der Mensch alleine ist. Die erste negative Aussage im Schöpfungsbericht betrifft das Alleinsein Adams. Alleinsein ist für die Katz, in der Denkweise Gottes. Der Mann braucht eine Frau, die mit ihm Schulter an Schulter das Leben meistert. Und weil Noomi nichts dem Zufall überlassen wollte, schaltete sie sich ein und griff Ruth unter die Arme. Gott traute sie nach den schweren Schicksalsschlägen wohl nicht mehr so richtig über den Weg, und von den Flirtkünsten ihrer Schwiegertochter hielt sie so viel wie von den Kochkünsten der Moabiter.

RUTH 3,1 *Eines Tages sagte Noomi zu Ruth: «Ich möchte dir helfen, einen Mann und ein neues Zuhause zu finden.» (Hfa)*

Die Schwiegermutter spürte: Love is in the air. Sie versteckte sich wohl hinter der Scheune und beobachtete heimlich, wie Boas Ruth mit leuchtenden Augen ansah und danach gegen die Scheunenwand lief.

«Oh, eine Wand, seit wann ist die denn da?», rief Boas erstaunt aus und kratzte sich am Kopf.

«Die Wand hat sich den Ort hier als Picknickplatz ausgesucht», erwiderte Noomi.

«Seit wann picknicken Wände?»

«Bist du verliebt, Boas?»

«Ich? Nein.»

«Neeeeeiiiin?»

Auch wenn diese Begebenheit sich nur nach ungesicherten Quellen so zugetragen hat, Tatsache ist: Boas hat sich, nachdem er Ruth beäugt hatte, sehr eigenartig verhalten.

RUTH 2,15–16 *Boas befahl seinen Männern: «Lasst sie auch dort sammeln, wo die Garben noch nicht weggeräumt sind, und macht ihr deshalb keine Vorwürfe! Zieht immer wieder Ähren aus den Bündeln heraus, und lasst sie dort für sie liegen. Kein böses Wort soll sie von euch hören!» (Hfa)*

Boas zeigte sich Ruth gegenüber von den besten Seiten als Gentleman, Charmeur und Abenteurer.

Lass uns tief in diese fantastische Geschichte eintauchen und herausfinden, wie zwei füreinander schlagende, verliebte Herzen zueinander finden.

1. ES KNISTERT

RUTH 2,21+23 *«Boas hat mir angeboten, immer in der Nähe seiner Arbeiter die Ähren aufzulesen, bis die ganze Ernte eingebracht ist!» […] So arbeitete Ruth während der ganzen Gersten- und Weizenernte zusammen mit den Mägden des Boas. (Hfa)*

Zwei Monate lang half Ruth sozusagen bei der Ernte mit. Die beiden schufteten Schulter an Schulter im Schweiße ihres Angesichts und wurden im wahrsten Sinne des Wortes zusammengeschweißt. Sie lachten zusammen, bewarfen sich mit Erde, pusteten einander Pusteblumen ins Gesicht, sie tanzten in den Gewitterwolken, Boas steppte und sang «I'm Singin' In The Rain», Ruth klatschte ihm begeistert zu und pfiff ihm durch die Finger nach und machte Limbo Dance unter den Garben durch.

Nach diesen acht Wochen ging Ruth in ihr normales Leben zurück. Sie war verunsichert. Sie wusste nicht, woran sie war. War das mit Boas eine Freundschaft, oder war es am Ende doch mehr? Diese Ungewissheit war unerträglich und machte ihre Seele krank.

Häufig entwickelt sich zwischen zwei Singles etwas, anschließend aber herrscht Funkstille, und keiner der beiden weiß, woran er beim andern ist.

Es gibt viele Lebenssituationen in der Familie, im Job, in denen zuerst etwas läuft, doch bald wird es ruhig, es geht nicht vorwärts, und ich weiß nicht, woran ich bin. Ein unangenehmes Gefühl.

Die Ernte dauerte acht Wochen. Ruth wusste: Ich habe nicht alle Zeit der Welt.

Als ich meine Frau an dem besagten Abend in der Jugendgruppe gesehen hatte und sie mir sagte, dass sie meinen Namen nie mehr vergessen werde, sah ich sie am nächsten Tag noch einmal. Sie schaute mich an. Ich schaute sie an. Feurig wie Don Juan DeMarco. Mein Blick zeigte die Wirkung einer Placebo-Pille. Zwischen uns war es so still wie im Kloster. Es fiel kein Wort. Jetzt wusste ich erst recht nicht, was Sache ist. War sie interessiert an mir, oder wollte sie mich am liebsten auf den Mond schießen? Mein Bauch war von den vielen Fragen schon ganz durchlöchert.

Wann immer wir unsicher sind, wie eine Beziehung aussieht – egal, ob zu unserem Partner oder zu jemandem, mit dem du eine tiefere Freundschaft aufbauen möchtest –, der erste Schritt heißt immer: Werde aktiv!

RUTH 3,2 *«Nun hör gut zu: Heute Abend ist er auf seiner Tenne und trennt die Spreu von der Gerste.» (Hfa)*

Ob jetzt Ruth Noomi um Rat fragte oder Noomi von sich aus nachhelfen musste, die Mädels schmiedeten jedenfalls einen Plan. Ich liebe Pläne!

Das war natürlich eine spezielle Situation. Angenommen, du überlegst, ob ein gewisser Mann der Mann fürs Leben sein könnte, dann kannst du normalerweise nicht die Schwiegermutter fragen, weil sie ja noch nicht deine Schwiegermutter ist. Aber weil Ruth verwitwet war, konnte sie auf die Ratschläge und die Tatkraft ihrer Schwiegermutter zählen.

Frag bei der Partnerwahl ungeniert jemanden um Rat, am besten weise Leute, die Vorbilder sind und seit geraumer Zeit erfolgreich das Eheschiff steuern.

Im Fall Susanna holte ich mir Hilfe bei einem guten Freund. «Was kann ich machen, um sie zu gewinnen?» – «Schreib ihr einen Brief.» Das war der Tipp des Jahrhunderts. Ich schrieb zur damaligen Zeit Briefe ungefähr so gut wie ein Erstklässler, der noch im Kindergarten war. Also bat ich meinen Freund, mir dabei zu helfen. Glücklicherweise funktionierte mein Hirn trotz Liebeskrankheit noch so weit, dass ich realisierte, dass der Brief mit meiner Handschrift geschrieben sein sollte, weil die Geschichte sonst früher oder später auffliegen würde. Also spielten wir Schule. Mein Freund diktierte, ich schrieb. In diesem Brief sagte ich ihr, dass ich sie am Samstagabend um 18 Uhr anrufen würde, um sie zu fragen, ob sie interessiert wäre, mich kennenzulernen. Alles, was ich wollte, war ein Date, um dieses sagenhafte Mädchen auszuchecken.

Ich schickte den Brief weg. Äußerlich cool und souverän wie der Pinguin auf seiner Geburtstagsfischtorte. Innerlich zitterte ich wie Espenlaub, und meine Knie drohten vor Aufregung wegzubrechen.

Der Samstag kam. Der Tag der Entscheidung. Harmagedon oder Wolke sieben. Held oder Loser. Sonnenschein oder schwere Wolken.

Ich nahm all meinen Mut zusammen – und meine Finger aus dem Popo. Ich hob den Hörer ab. Für alle nach 1990 Geborenen: Früher telefonierte man mit einem Telefonhörer. Den Rest sollen dir deine Eltern erklären.

Ich betätigte die Wählscheibe. Für alle nach 1990 Geborenen: Frag direkt Papa oder Mama, wie das damals war mit diesen Scheiben.

Ich horchte. Ein Knacken in der Leitung. Es klingelte. Mein Herz klopfte sich aus dem Hals, und ich könnte schwören, ich hätte es aus meinem Mund hüpfen sehen. Sie nahm ab: «Susanna ...» Ihre Stimme elektrisierte mich. Sie fuhr mir dermaßen durch Mark und Bein, dass der Frosch in meinem Hals meinen Stimmbändern die Arbeit verwehrte.

Nach gefühlten 37 Minuten der Stille (in Wirklichkeit waren es 3,7 Sekunden), und als Susanna schon auflegen wollte, weil da wieder mal ein Psycho-Telefonterror-Typ am Werk war, der nur komische Würgegeräusche von sich gab, schaffte ich es doch noch, sie nach einem Date zu fragen.

Ich atmete nicht mehr. Ich lief blau an. Sie sprach zum Glück: «Ich hätte schon Lust, aber ich wohne so weit weg von dir.» Mir fiel der Mont Blanc vom Herzen. Ganz der alte Leo, meinte ich nun mit meiner tiefsten Stimme, die ich hervorholen konnte: «Kein Problem, ich komme zu dir.» Und so verabredeten wir uns für eine Woche später.

2. BREZEL DICH AUF!

Als Nächstes machte sich Ruth schön. Sie brezelte sich auf. Das ganze Programm. Maniküre, Pediküre, Achselküre.

RUTH 3,3 *«Nimm ein Bad, verwende duftende Salben, zieh dein schönstes Kleid an, und geh dorthin!» (Hfa)*

Ruth legte sich ins Zeug und steigerte mit ihren Aktivitäten ihre Attraktivität nochmals um zwanzig Grad Celsius. Jetzt war sie vierzig Grad Celsius attraktiv. She was really hot!

Wenn du deinen Partner erobern möchtest, egal, ob er noch nicht dein Partner ist oder ob ihr schon zwanzig Jahre verheiratet seid – mach dich schön. Sei attraktiv und nicht der Mief!

Deine Frau schätzt es, wenn du in Form bleibst. Dein Mann liebt es, wenn du dich herausputzt und strahlst. Deshalb: Bleibe für deinen Partner attraktiv.

Auch wenn du dein Bierbäuchlein sexy findest – entscheidend ist doch die Frage: Findet sie es auch zum Anbeißen? Falls nein, steigst du am besten gleich vom Auto aufs Fahrrad um.

Umgekehrt freut sich vielleicht dein Mann, wenn du wieder mal ein flottes Röckchen zur Schau stellst, anstatt immer in den schlabberigen Jogginghosen rumzulaufen.

Auf was steht deine Frau? Was törnt deinen Mann an? Will sie, dass du zum Frisör gehst? Möchte er, dass du öfter mal Make-up trägst?

Oberflächlich scheinende Fragen können unter der Kleideroberfläche sehr viel auslösen. Sie sind wichtiger, als manch einer denkt.

Viele Menschen sagen: «Ich bin nicht schön.» Sie vergleichen sich mit Menschen, die vielleicht vordergründig schöner aussehen. Und weil sie sich sagen, sie seien nicht schön, machen sie sich auch nicht schön.

Gott hat dich so gemacht, wie du bist. Ich weiß aus tiefstem Herzen: Gott findet dich wunder-wunderschön! Niemand auf dieser Welt erwartet, dass du schön *bist*. Nein, was sich dein Partner von dir wünscht, auch nach vielen Ehejahren, ist, dass du dich schön *machst*. Nicht mehr, aber auch nicht weniger!

Die Leute sagen immer wieder, ICF sei die Kirche der schönen Menschen. Das hat nichts damit zu tun, dass wir hier zweimal jährlich die Prêt-à-porter-Modewochen durchführen und gutbezahlte Models unsere Kirchenbänke füllen, sondern damit, dass wir den Wert von Schönheit lehren. Viele unserer Kirchgänger sind davon überzeugt, dass Gott sie schön geschaffen hat. Seine Liebe in uns gibt zusätzliche Leuchtkraft von innen, und unsere Leute legen Wert auf ein gepflegtes Äußeres, weil sie Freude am Leben, an den Menschen und an der Schönheit haben, die Gott in diese Welt gepflanzt hat.

Am Samstagmorgen nahm ich meine Lieblingskrawatte aus dem Kleiderschrank. Sie war lila. Ich streifte mir die engen Jeans über und zwängte mich in meinen schwarzen Blues-Brothers-Blazer. Für einen Bauerntölpel wie mich war das ein extrem fortschrittliches Outfit. Ich lieh mir den Wagen eines Freundes und düste Richtung Ziegelbrücke. Ich fuhr zum Bahnhof, wo wir uns treffen wollten. Ich hielt nach großen Ohrringen Ausschau. Schließlich entdeckte Leo «Elsterauge» riesige goldene Ohrringe. Ich war hallowach. Da war sie. Sie erhob sich wie ein Phoenix aus der Asche. Alles um sie herum verschwamm. Es war wie damals, als Ursula Andress vor James Bond im beigen Bikini aus dem Meer stieg. Es war The Moment! Wow! Alles in Zeitlupe. Das Autoradio spielte gerade «I Will Always Love You» von Dolly Parton. «Oh yes, Baby!», dachte ich.

Sie stieg graziös ins Auto ein, und wir fuhren zur Pizzeria.

3. NUTZE DEN RICHTIGEN ZEITPUNKT

RUTH 3,3 *«Pass auf, dass er dich nicht entdeckt, bevor er gegessen und getrunken hat.» (Hfa)*

Ruth nutzte den richtigen Zeitpunkt. Boas war ein Mann. Er war einfach. Alles, was er brauchte, war ein saftiges T-Bone-Steak und ein schäumendes Bier. Dann nahm er jeweils langsam Fahrt auf. Ein wunderbares Detail! Ich liebe die Bibel. Bei manchen Bibelübersetzungen, gerade den neueren und den amerikanischen, macht man hier Abstriche und versucht die Sachen zu glätten: «Als Boas zufrieden ins Bett ging ...» Luther ist schon etwas ehrlicher, er sagt: «... mit fröhlichem Herzen ins Bett ging.» Boas hat den ganzen Tag geschuftet und geschwitzt – die Erntezeit ist die anstrengendste Zeit im ganzen Jahr als Landwirt. Jetzt will er entspannen. Er will essen und seinen Durst löschen. Und Ruth nutzte den richtigen Zeitpunkt. Sie war ein kleiner schlauer Fuchs.

Man kann den richtigen Zeitpunkt verpassen. Es ist von Vorteil, wenn du zum richtigen Zeitpunkt die richtigen Dinge tust. Gottes Geist wird dir dabei helfen. Er tickt besser als die Atomuhr.

So saßen Susanna und ich in der Pizzeria, und die Pizza wurde kalt, weil wir nicht mehr aufhörten zu sprechen und zu träumen. Ich hatte glücklicherweise den richtigen Zeitpunkt des Abends und den richtigen Moment in Susannas Leben erwischt. Sie war für eine Beziehung so offen wie die Tür zum Himmel und saugte alles wie ein Schwamm auf. Ich wünschte mir nur eines: «Gott, halte wie bei Josua die Zeit an und lass die Sonne heute ebenfalls später untergehen! Dann bitteschön mit dem kitschigsten Abendrot und mit Flamingos, und wenn wir schon dabei sind, bestell ich gleich noch einen Strauß Sternschnuppen für Susanna. Selbstverständlich werde ich die Lorbeeren weitergeben und ihr erklären, dass nicht ich das alles gemacht habe, sondern du.»

Wenn du etwas von deinem Partner möchtest, egal, ob zum ersten Mal oder zum x-ten Mal nach zwanzig Jahren, oder wenn du etwas von deinem Chef möchtest, zum Beispiel mehr Lohn, dann ist meistens nicht die Frage, ob du recht hast oder nicht. Die Frage ist vielmehr, ob du den richtigen Zeitpunkt erwischst.

4. GEHE EIN RISIKO EIN!

Wenn du eure Partnerschaft oder sonst eine Freundschaft auf- oder ausbauen möchtest, dann musst du ein Risiko eingehen. Sonst verlierst du sowieso. Andersrum hast du mitunter auch die Chance zu gewinnen.

Mir gefallen Menschen, die scheinbar keine Chance haben – und genau diese packen!

RUTH 3,7 *Als Boas gegessen und getrunken hatte, legte er sich zufrieden am Rand eines Getreidehaufens schlafen. Ruth schlich leise zu ihm und schlüpfte am Fußende seines Lagers unter die Decke. (Hfa)*

Diese Geschichte nimmt immer faszinierendere Züge an. Also, ich hab mich definitiv noch nie unter eine Bettdecke geschlichen. Wollte Ruth Verstecken spielen? Oder waren ihre Vorfahren Eskimos, und sie wollte mal erleben, wie es sich in einem Iglu anfühlt?

Auf jeden Fall bewies Ruth einmal mehr, dass sie Mut hatte. Sie setzte sich Gefahren aus. Sie besuchte gut gestylt die raue Männerwelt der Feldarbeiter. Die hatten auch schon das ein oder andere Bierchen gekippt und waren dementsprechend gut drauf. Die Sprüche saßen locker, und auch die Hemmschwelle war nicht mehr auf normaler Höhe. Die Nacht brachte so ihre Möglichkeiten.

Nach der Pizzeria fragte ich Susanna, ob sie Lust auf einen kleinen Nachtspaziergang hätte. Es war zappenduster, wir waren ganz alleine, und es war für mich das allererste Mal, dass ich mit einer Frau mitten in der Nacht spazieren ging. Ich wusste, ich wollte meine Möglichkeiten ausnutzen. Hätte Susanna eine Decke dabeigehabt, wäre ich vielleicht nicht gerade zu ihren Füßen unter die Decke geschlüpft, aber ich hätte zumindest mit der Decke das kleine Nachtgespenst gegeben.

Von wem du dir was auch immer wünschst: Unternimm etwas. Riskier's! Mach's wie die Turnschuhe mit dem Schweif: Just do it! Beweg deinen Hintern und werde aktiv.

Was unternahm Ruth?

5. WERDE KONKRET!

RUTH 3,8–9 *Um Mitternacht fuhr Boas aus dem Schlaf hoch. Er beugte sich vor und entdeckte eine Frau, die zu seinen Füßen lag. «Wer bist du?», fragte er. «Ich* *bin Ruth», antwortete sie. «Ich habe eine Bitte: Als naher Verwandter von mir bist du dafür verantwortlich, dass ich keine Not leide. Breite dein Gewand über mich aus als Zeichen dafür, dass du mich heiraten wirst.» (Hfa)*

Ruth wurde konkret – sehr konkret. Sie war nicht der Typ Frau «Heißer Brei». Sie nannte die Sache beim Namen.

Ihre Schwiegermutter Noomi war anders gut drauf. Gib dir das mal: Noomi spornte Ruth zu den merkwürdigsten Sachen an.

Eine Frau geht in der Nacht allein auf ein Feld, weit weg, zu einem Mann, der Single ist, gegessen und getrunken hat, und legt sich einfach unter die Bettdecke!!! Hallo?! Wir sind hier nicht bei Winnie Puuh oder Biene Maja. Wir sind hier bei erwachsenen Leuten, die Triebe haben.

Ruth riskierte, dass Boas einfach eine heiße Nummer im kühlen Nachtlüftchen schiebt und sie am nächsten Morgen links liegen lässt. Und die Chancen dafür standen nicht mal schlecht, wenn man bedenkt, dass sie Moabiterin war und ein Jude normalerweise an einer Moabiterin so viel Interesse hatte wie ein Hund an einer Katze.

Und wenn du mich in der Nacht so erschrecken würdest und ich als gewissenhafter Schweizer Soldat mein Gewehr im Keller hätte, du, das könnte ganz anders ausgehen. Vielleicht würde Boas sie für einen Räuber oder ein Tier halten und ihr eine Ladung Schrot in ihren wohlgeformten Po ballern.

Ihr merkt: Ruth riskierte etwas. Sie war sehr, sehr mutig. Und sie war sehr direkt: «Hoi, ich bin Ruth. Bitte heirate mich!» Das nenn ich eine konkrete Bitte. «*Du bist doch der Löser*» (GNB), sagte sie. «Lösen» bedeutete damals unter anderem: Heiraten.

Bitte in deinen Beziehungen konkret um Dinge. Sprich Erwartungen aus. Eine konkrete Frage ermöglicht eine konkrete Antwort.

Eine konkrete Bitte ermöglicht auch konkrete Resultate.

So fragte ich Susanna: «Willst du mich während drei Monaten kennenlernen und dann entscheiden, ob du mit mir eine Freundschaft eingehen möchtest?» Diese Frage zu stellen, kostete mich alles. But she said yes! Mein Lächeln war breiter als das des Breitmaulfrosches.

6. NIMM EINE NIEDERLAGE IN KAUF!

Ruth war bereit, auch eine Niederlage in Kauf zu nehmen. Sie wusste, wenn Boas nicht «Ja» sagt, wenn dieses Wunder nicht passiert, dann wird's eher peinlich. Sie machte sich verletzlich.

Da stehen wir uns oft selber im Weg. Wir haben Angst, unser Gesicht zu verlieren. Es ist auch alles andere als angenehm, wenn sie nach dem Heiratsantrag «Nein» sagt. Aber wenn du sie nie fragst, weil du Angst hast, dann wird das nix.

SPRÜCHE 13,12 *Endloses Hoffen macht das Herz krank; ein erfüllter Wunsch schenkt neue Lebensfreude. (Hfa)*

Setze dich mit den Konsequenzen einer Niederlage auseinander, bevor du das Risiko eingehst. Überlege dir, was ein Ja bedeutet und was ein Nein bedeutet. Ja ist ja, nein ist nein. Beides ist okay. Die Liebe Gottes ist stärker als jedes Ja und jedes Nein. Dein Glück liegt schlussendlich in seiner Hand und nicht in der Hand eines möglichen Partners.

7. WÜRDIGE DEN MUT!

RUTH 3,10 *«Der Herr segne dich!», rief Boas. «Jetzt zeigst du noch viel mehr als bisher, wie sehr dir die Familie deiner Schwiegermutter am Herzen liegt! Du bist nicht den jungen Männern nachgelaufen, obwohl du sicher auch einen wohlhabenden hättest finden können.» (Hfa)*

Wie reagierst du, wenn jemand viel riskiert und sich verletzlich macht? Am besten bist du ehrlich. Wenn du Zeit zum Nachdenken brauchst, sag es. Und sag, wie lange. Antworte mit ja oder nein, aber nicht mit «jein». «Jein» ist etwas für Männer, die Röcke tragen. Sei nett und zeige Respekt gegenüber der mutigen Frau oder dem mutigen Mann.

Lache nie jemanden aus, der dich fragt.

Mach dich auch nicht hintenrum lustig über eine Frau, einen Mann, der dich gefragt hat.

8. BLEIB DEINEN WERTEN TREU!

RUTH 3,14 *Ruth schlief die Nacht über am Fußende seines Lagers; doch bevor es so hell wurde, dass andere sie hätten erkennen können, stand sie auf. Denn Boas hatte gesagt: «Niemand darf erfahren, dass eine Frau bei mir war.» (Hfa)*

Prostituierte legten sich immer, wenn die Arbeiter den Lohn auf dem Konto hatten, zu deren Füßen, um mit ihnen zu schlafen und anschließend abzukassieren.

Boas war treu. Er unterschied sich markant von triebgesteuerten Glaubenshelden wie zum Beispiel Simson.

Er war in Sachen Sex relaxed und old-school-mäßig unterwegs. Er hatte seine Prinzipien, an die er glaubte.

Boas nutzte die Chance nicht aus. Trotz gutem Essen, einem edlen Tropfen Wein und einer fantastischen Frau zu seinen Füßen verzichtete er auf eine heiße Liebesnacht.

Heiraten als Gesamtpaket. Er sah eine Beziehung und das Thema Heiraten als Gesamtpaket. Er wollte sich nicht am Körper Ruths vergreifen, der nicht ihm gehörte. Wenn er mit ihr schlafen würde, dann nur, wenn er auch bereit war, für immer vor Gott und den Menschen die volle Verantwortung für diese bezaubernde Frau zu übernehmen, und zwar in sozialer, emotionaler, wirtschaftlicher und sexueller Hinsicht.

Ich kann mir gut vorstellen, dass Ruth die Geschichte mit dem Sex noch etwas lockerer sah, da sie als Moabiterin einen extrem lockeren Umgang mit der Sexualität kannte. Höchst interessant. Puh, diese Geschichte hat Zündstoff.

Sexualität hat die Kraft, Leben zu schenken oder Leben zu zerstören. Dessen war sich Boas vielleicht mehr bewusst als Ruth zu diesem Zeitpunkt.

Es hat vier Konsequenzen, wenn man mit Sexualität so umgeht, wie Gott es *nicht* gedacht hat, und wenn wir das Geschenk von Gott, das eigentlich dazu gedacht ist, Leben zu schaffen, außerhalb dieses geschlossenen Ehebundes benützen.

1. KORINTHER 6,18 *«Lasst euch unter keinen Umständen zu sexueller Unmoral verleiten. Was immer ein Mensch für Sünden begehen mag – bei keiner Sünde versündigt er sich so unmittelbar an seinem eigenen Körper wie bei sexueller Unmoral.» (NGÜ)*

Auf das Thema Sex außerhalb der Ehe gehe ich in Kapitel 5 ausführlich ein. Vorweg nur so viel: Ich bin überzeugt, dass es Gottes Wille ist, dass der Mensch Sexualität nur innerhalb der sicheren Welt der Ehe lebt.

Sex ist wie Feuer: im Ofen nützlich und wärmend, außerhalb des Ofens destruktiv und kostspielig.

Sex außerhalb der Ehe ist Diebstahl. Du nimmst etwas, das dir nicht gehört.

Sex ohne Ehe belastet die Zukunft massiv.

Sex ohne Ehe bedroht die Gesundheit.

Wer sich nicht daran hält, darf die Konsequenzen nicht scheuen.

A) SEELISCHE KONSEQUENZEN: GEFANGEN IN DEN TRIEBEN

Die erste Konsequenz ist eine seelische Konsequenz. Dazu habe ich eine Geschichte gelesen von C.S. Lewis, in der er die Sünde als Mädchen beschreibt.

Dieses Mädchen hat einen Platz im Wald, jenseits des Flusses. John (so heißt er in dieser Geschichte) geht über den Fluss und findet das Mädchen, und es zieht ihn zu diesem Mädchen, zu dieser Sünde hin. Es zieht ihn dorthin, und immer und immer und immer wieder treiben sie es miteinander. Sie haben Spaß und können nicht voneinander lassen. Aber irgendwann wird es John langweilig; er hat nicht das gefunden, was er eigentlich bei ihr gesucht hat. So sagt er: «Weißt du was, ich hab's gesehen, ich gehe weg. Ich kann dich nicht mehr leiden!» Und das Mädchen sagt: «Hau ab, du kannst verschwinden, aber du musst deine Familie mitnehmen!» Dann sagt John: «Ich bin alleine gekommen.» Sie aber legt ihre Hand an den Mund und ruft in den Wald hinein. Augenblicklich kommt hinter jedem Baum ein kleines Mädchen hervor. Und sie sagt zu ihm: «John, du Dummkopf!

Hast du das Gefühl, dass ich in dieser ganzen Zeit unfruchtbar gewesen bin?»[3]

Was du mit deinem Körper tust, hat Konsequenzen. Es vergrößert sich, es vermehrt sich, und du wirst es nicht mehr los. Du musst die Familie, die Konsequenzen dieser Sünde, mit dir mittragen; und das lohnt sich nicht! Das wünsche ich niemandem!

B) KÖRPERLICHE KONSEQUENZEN: FOLGESCHÄDEN WIE DEPRESSIONEN, KRANKHEITEN, ABTREIBUNGEN, SCHAM

Gut möglich, dass du in Depressionen fällst, dass du krank wirst, dass du abtreiben musst, dass du Scham mit dir herumträgst. Wenn du mit jemandem schläfst, verschenkst du einen Teil deines Herzens. Ein Teil von dir geht verloren, ein Teil von dir geht weg. Und das, was inwendig bei uns passiert, drückt sich sehr oft in unserem Körper aus. Man fühlt sich einfach nicht mehr gut.

C) GEISTLICHE KONSEQUENZEN: ZERSTÖRUNG EINER BEZIEHUNG ZU GOTT

An einem Tag sind wir, Susanna und ich, im Austausch von Zärtlichkeiten weiter gegangen, als wir abgemacht hatten. Wir haben nicht etwa miteinander geschlafen, wir haben uns nicht nackt ausgezogen voreinander, sondern wir sind einfach weiter gegangen, als wir vereinbart hatten. Am Abend, als ich zu Bett ging, habe ich festgestellt, dass in meinem Herzen etwas passiert war. Die Nähe, die Verbundenheit mit diesem Gott im Himmel – da war etwas dazwischen gekommen. Ich habe gesehen, dass es im Herzen einen Riss gegeben hatte, in *meinem* Herzen. Ich habe gesagt: «Das darf nicht wahr sein!» Nur weil wir weiter gegangen waren, als wir abgemacht hatten. Man sieht, es hat geistliche Konsequenzen.

Wenn du dich nicht an das hältst, was Gott dir empfiehlt und von dem er weiß, dass es gut und das Beste für dein Leben ist, dann kommt da etwas dazwischen. Und das lohnt sich nie und nimmer.

---

[3] C.S. Lewis: *Das Schloss und die Insel*, Brunnen: Basel 2010, Seite 39–40.

D) EHELICHE KONSEQUENZEN: NIE GELERNT, TREU ZU SEIN UND ZU WARTEN

Wenn du nie gelernt hast zu sagen: «Okay, heute nicht», wirst du früher oder später massive Probleme haben. Spätestens dann, wenn du als Frau ein Kind zur Welt bringst, musst du mindestens sechs Wochen enthaltsam leben.

Und stell dir mal vor, du hast irgendwann Kinder. Was willst du ihnen erzählen? Kannst du ihnen sagen: «Wir haben gewartet, und es hat sich gelohnt, denn Sex hat die Möglichkeit, Leben zu spenden oder Leben zu zerstören»?

«Menschen vergessen: Was immer auch ihr Körper tut, berührt ihre Seele!»

C.S. Lewis

9. LASS LOS!

Ruth kam zu ihrer Schwiegermutter zurück und erzählte ihr alles. Und was sagt Noomi zu Ruth?

RUTH 3,18 *Noomi machte ihr Mut: «Warte jetzt einfach ab, wie es sich entwickelt. Dieser Mann wird nicht eher ruhen, bis er alles zu Ende gebracht hat – ganz sicher wird es noch heute geschehen!» (Hfa)*

Ruth riskierte viel; sie setzte alles auf eine Karte, war ehrlich mit ihrem Bedürfnis Boas gegenüber. Aber dann ließ sie wieder los.

Weißt du, weshalb Loslassen so wichtig ist? – Damit Gott **Gott** sein kann in deinem Leben.

Wenn wir unser Glück selber erkämpfen, es mit aller Kraft erzwingen, dann stellen wir Gott und seine Möglichkeiten zur Seite. Das macht uns verbissen. Und genau das strahlen wir dann aus. Und Verbissenheit ist «abtörnend». Schau mal einen Hund mit gefletschten Zähnen an, dann weißt du, was ich meine.

Sei mutig, riskiere etwas; aber dann – lass wieder los!

PSALM 55,23 *«Wirf deine Last ab, übergib sie dem Herrn; er selber wird sich um dich kümmern!» (GNB)*

10. VERTRAUE!

RUTH 3,12–13 *«Aber es gibt einen Mann, der noch näher mit dir verwandt ist. Bleib heute Nacht hier! Morgen soll sich der Mann entscheiden, ob er sich deiner annehmen will. Wenn nicht, werde ich es tun. Das schwöre ich dir, so wahr der Herr lebt! Du kannst bis zum Morgen hier bleiben.» (Hfa)*

Boas ist **fokussiert**. Zielstrebig weiß er, was zu tun ist. Er lässt sich nicht davon ablenken.

Boas ist **nicht fixiert**: «Wenn der andere dich nicht löst, werde ich es tun.» Er gibt alles, die Chancen stehen 50:50. Er weiß: «Wenn's nicht klappt, wird es eine andere Frau für mich geben, und ich kann trotzdem glücklich werden.» Deshalb:

Risk and relax! Das ist die Zauberformel, die Boas sich fett an seine Wand in der Scheune gesprayt hat. Ein sehr männliches Motto. Herrlich!

Die Ungewissheit musst du aushalten. Sei relaxed und erzwinge nichts.

RUTH 3,18 *Noomi machte ihr Mut: «Warte jetzt einfach ab, wie es sich entwickelt. Dieser Mann wird nicht eher ruhen, bis er alles zu Ende gebracht hat – ganz sicher wird es noch heute geschehen!» (Hfa)*

Wenn getan ist, was zu tun ist, dann lass los und lass Gott wirken! Überlass ihm, wie die Sache ausgeht! Er wird es gut machen. Und wenn es noch nicht gut ist, dann ist es noch nicht das Ende deiner Geschichte.

«Ich weiß nicht, wohin Gott mich führt, aber ich weiß, *dass* er mich führt.»

Gorch Fock

05

KAPITEL 5

«DATING»: Ich habe die große Liebe meines Lebens gefunden

Früher war es einfacher, jemanden zu finden. Der ideale Mann war ein monolithischer Block aus Muskeln, Macht und Mäusen. Die ideale Frau trug ein Blümchenkleid, stand am Kochherd und wickelte die Kinder.

Die Ansprüche sind unterdessen gewachsen. Hier ein Ausschnitt aus einer heutigen Kontaktanzeige eines bescheidenen jungen Herrn, der eine überaus durchschnittliche Frau fürs Leben sucht:

«Ich suche eine Frau, die unabhängig, selbstbewusst, klug, erfolgreich, tolerant, kinderbegeistert, liebevoll, einfühlsam, zärtlich, erotisch, leidenschaftlich, humorvoll, sozial, kompetent, locker, durchsetzungsfähig, ideenreich, reiselustig, initiativ und belastbar ist. So wünsche ich mir meine Frau. Von meiner Frau verlange ich noch mehr: Sie soll mir das Gefühl geben, dass ich wertvoll für sie bin. Wenn ich mal durchdrehe, soll sie ruhig bleiben ...»

Eine solche Frau habe ich noch nie gesehen. Aber man munkelt, dass Gott wegen der vielen Rückmeldungen der Männerwelt an einem solchen Modell im Himmel tüftelt. Für mich kommt dies zu spät, aber wer weiß, vielleicht können meine Söhne davon profitieren.

Doch so lange bleibt diese Anzeige oben ein sehr ferner Wunschtraum.

Tatsache ist: Jede Frau und jeder Mann bringt einen Rucksack in die Freundschaft und die Ehe mit. Dieser Rucksack ist gefüllt mit Geschichten, Erlebnissen und dunklen Geheimnissen aus der Vergangenheit.

Die schwierigen Kapitel der Geschichte deines Partners entdeckst du in der Verliebtheitsphase oft gar nicht, weil sie ganz weit unten im Rucksack versteckt liegen bleiben.

Denn wenn du über beide Ohren verknallt bist, siehst du nur das Gute. Du bist sozusagen betriebsblind. Für neun Monate. So lange dauert laut Psychologen die durchschnittliche Verliebtheitsphase.

«Glück übersieht die Dauer, bewertet Höhepunkt und Endpunkt zu stark und täuscht sich oft heftig im Hinblick, was gut für uns ist.»

Eckart von Hirschhausen

Wie war das bei Ruth und Boas?

Zwischen Ruth und Boas flogen die Funken, dass es eine wahre Freude ist. Interessanterweise stürzten sie sich nicht Hals über Kopf in eine Beziehung. Bevor die beiden Händchen haltend durch die herrlichen Felder streiften, gab's doch noch ein paar Fragen zu klären. Boas ging das cool, aber nichtsdestotrotz auch bestimmt an. Er wollte wissen, was im Rucksack von Ruth zu finden ist. Dabei interessierte er sich vor allem für die Dinge ganz unten.

Boas und Ruth nahmen sich acht Wochen Zeit, um sich klar zu werden: «Will ich diesen Mann/diese Frau mit seinem/ihrem Rucksack heiraten? Komme ich mit der Geschichte meines Partners klar?» Diese acht Wochen nennt man heute «daten». Man verabredet sich an bestimmten Daten, um den Partner, seine Geschichte und die Geheimnisse des Rucksacks kennenzulernen.

Die Geschichte von Ruth und Boas liefert viele praktische Tipps rund ums «Daten», wenn man sich Zeit nimmt, den Text genauer unter die Lupe zu nehmen.

1. REALISTISCH KENNENLERNEN

Beobachte ganz realistisch: Was bringt dieser Mann/diese Frau mit in unsere eventuelle Freundschaft? Dabei gilt es die folgenden Irrtümer zu beachten:

IRRTUM 1: GEGENSÄTZE ZIEHEN SICH AN

RUTH 4,3 *[Boas sagte] zu seinem Verwandten: «Noomi, die aus dem Land der Moabiter zurückgekehrt ist, will das Grundstück Elimelechs verkaufen, der ja zu unserer Sippe gehört hat.» (Hfa)*

Ruth ist arm. Sie ist Witwe und Moabiterin. Sie kommt aus einem verruchten, sexuell pervertierten Volk.

Boas hingegen ist Hebräer. Er stammt aus einem gottesfürchtigen Volk. Er ist vermögend und ein begehrter Junggeselle. Der Traum aller Schwiegermütter.

Man sagt: Gegensätze ziehen sich an. Das stimmt. Am Anfang.

Man sagt aber auch: Gleich und gleich gesellt sich gern. Das stimmt. Auf lange Sicht.

Am Anfang ist man fasziniert: «Wow, die ist mausarm! Und mit nichts doch so glücklich!» Weise ist, wer sich von der Andersartigkeit nicht blenden lässt, sondern sich auch der negativen Konsequenzen dieser Seiten bewusst wird und sich gut überlegt, ob er damit leben kann und will.

Meine Frau ist in gewissen Punkten ganz anders als ich. Sie kann aus dem Nichts, schlagartig und ansatzlos schreien: «Uaaaaa!»

Sie schreit zum Beispiel während der Autofahrt: «Uaaaaa!» Ich frage: «Was ist?» Sie antwortet: «Ich habe vergessen, Brot zu kaufen ...»

Als sie das zum ersten Mal im Auto gemacht hat, bin ich zwar fast gegen einen Baum gefahren, aber ich fand es amüsant: «Du bist so süß, Susanna!»

Als ich mich aber nicht daran gewöhnte und zum wiederholten Mal die armen Bäume in unserer Umgebung gefährdete, sagte ich: «Mach das nie mehr beim Autofahren! Ich hatte das Gefühl, dass mich jemand rammt oder ich jemanden ramme!»

Ich schreie nie beim Autofahren. Außer ich sehe den Reisebus der Schweizer Fußball-Nationalmannschaft. Meine Frau schreit immer noch. Brot ist etwas Aufregendes.

Mein Klagelied an der weißen Wand

Anderes Beispiel. Ich liebe es, wenn die Wohnung einfach eingerichtet ist. Ein Sofa. Weiß. Eine schöne Lampe. Weiß. Ein großer Fernseher. Weiß. Weiße, schöne Wände. Weißer Boden. Alles schön.

Meine Frau hat gern viel Ware in der Wohnung stehen. Eigentlich müsste sie den Deko-Verband Schweiz präsidieren. Sie liebt Deko. Und ich weiß, sie ist nicht die Einzige. Männer da draußen, ich bin mit euch!

Diese Deko-Liebe ist kein Problem für mich. Besser gesagt: Sie war kein Problem für mich. Aber sie hat dieses Jahr ihren unübertreffbaren Höhepunkt erreicht. Meine Frau fing an, Bilder zu malen, was an und für sich eine tolle Idee ist. Ich fragte sie sanft: «Und wo gedenkst du, die Bilder aufzuhängen?» Sie antwortete, ohne das Malen zu unterbrechen: «An meine leere Wand.» Ich schluckte trocken. Sie wollte unsere schöne, weiße, leere Wand behängen. Hatte sie «meine» gesagt?

Ich harrte der Dinge, die da kommen sollten. Sie hängte das erste Bild auf. Das zweite. Das dritte. Und ehe ich mich versah, hing unser Wohnzimmer voller Bilder. Dann kamen der Flur, das Treppenhaus und sämtliche Zimmer im Parterre dran. Als das Schlafzimmer zur Galerie umfunktioniert wurde, dachte ich an einen schlechten Scherz. Aber der 1. April war längst vorbei. Das glanzvolle Weiß wurde aus dem Haus gemobbt.

Wie ein begossener Pudel suchte ich Zuflucht in der letzten Oase. Ich verbarrikadierte mich im Klo. Ich schloss die Augen und setzte mich auf die Schüssel. Ich fand wieder zu meinem inneren Frieden. Ich öffnete die Augen und fiel vor Schreck fast vom Thron. Von der gegenüberliegenden Wand starrten mich zwei furchteinflößende Leinwandaugen an. Sie lachten mich aus. Harharhar! Ich hörte meine Frau durch die Türe: «Ach ja, Schatz, das hab ich dir noch gar nicht gesagt, ich dachte, unser Klo könnte ein wenig Deko gebrauchen ...» Ich verfluchte heimlich Picasso und all die Maler, die meine Frau inspiriert hatten.

Zum Glück hatten mich noch nicht alle guten Geister verlassen, und da kam mir die zündende Idee. «Schatz, wir machen eine Vernissage mit deinen Bildern in der Kirche!» Das war keine Vision, sondern ein Ausweg aus meiner großen Not. Die Bilder waren meine Feinde. Ich wollte sie nicht hängen lassen, obwohl man das normalerweise nicht für seine Feinde, aber doch für seine Freunde tut. Die Dinger mussten einfach weg. Ich wollte meine schönen, weißen, geliebten Wände zurück.

Der Tag kam, die Bilder wurden in die Kirche geschafft. Sie waren weg, und ich war wieder allein. Doch was sah ich da?

Meine schönen Wände waren voller Nägel und Schrauben. Und sie waren nicht mehr weiß, sondern hatten alle Farben des Planeten. Ich sah schwarz.

Langer Geschichte kurzer Sinn: Wenn du eine Beziehung eingehst, gibt es immer Reibungspunkte. Du tust gut daran, dir das einzugestehen und zu überlegen, ob du bereit bist, die Konsequenzen zu tragen.

IRRTUM 2: ES GIBT DEN EINZIG RICHTIGEN

RUTH 4,4 *«Du hast das Vorkaufsrecht, weil du der nächste Verwandte bist. Ich komme erst nach dir.» Der Mann antwortete: «Gut, ich will es tun.» (Hfa)*

Boas hat Ruth gesehen. Trotzdem sagt er zum Verwandten von Noomi: «Junge, du stehst oben auf der Liste. Nimmst du sie, easy, dann gibt es für mich noch eine andere.» Boas glaubte nicht, dass es nur eine Frau gibt, die zu ihm passt.

Nehmen wir an, Uli habe sich vor hundert Jahren ganz bös in Liese verguckt. Doch Gott hat sich für Uli die Lotte ausgedacht. Uli putzt aber seine Ohren äußerst selten und hört Gott nur sehr schlecht. Deshalb heiratet er schlussendlich trotzdem Liese. Und Lotte schnappt sich, weil Uli schon weg ist, den Karl, der eigentlich für Franzi vorgesehen war. Ein einziger Fehler würde einen riesigen Rattenschwanz hinter sich herziehen.

Ich kann mir nicht vorstellen, dass Gott so viel Risiko eingeht, vor allem seit er weiß, dass der Mensch sowieso häufig nicht das macht, was er eigentlich von ihm erwarten würde.

Ich würde es folgendermaßen definieren: Es gibt Frauen und Männer, die «optimaler» zueinander passen. Man könnte es auch mit dem Highway in Amerika vergleichen. Da hast du acht Spuren vor dir. Je nachdem, wohin du fährst, ist eine Fahrspur ganz bestimmt die «optimalere» zwischen den Leitplanken. In diesem Sinne: Viel Glück beim Aussuchen!

Viele Frauen und Männer, die verheiratet sind, wachen nach Jahren auf und denken plötzlich: «Hätte ich doch meinen Ex-Freund geheiratet!» Oder: «Hätte ich noch länger gewartet, es hätte sich gelohnt!» Merkt euch: Den Mister Perfect oder die Superwoman gibt es nicht! Das ist Hollywood-Quark! Es gibt den Mann/die Frau, der/die «optimaler» zu dir passt. Optimal wird's vor allem dann, wenn du optimaler wirst für deinen Partner und an deinem Charakter arbeitest.

«Nicht wie viel oder was wir haben, macht uns glücklich, sondern wie sehr wir es genießen.»

C.H. Spurgeon

IRRTUM 3: MAN SOLLTE ERST HEIRATEN, WENN MAN DEN PERFEKTEN PARTNER GEFUNDEN HAT

RUTH 4,5 *Boas aber erwiderte: «Wenn du von Noomi das Grundstück erwirbst, musst du auch die Moabiterin Ruth heiraten [...]» (Hfa)*

Boas spricht hier von Ruth, der Moabiterin. Beim hebräischen Verwandten leuchtet bei diesem Wort gleich die rote Lampe auf. Für ihn heißt «Moabiterin»: eine Frau aus einem komischen Volk, alles andere als perfekt, wohl auch keine Jungfrau mehr, da die Moabiter nicht gerade bekannt sind für Kostverachtung und Nonnengewänder ...! Eine solche Frau würde er heiraten müssen, falls er das Grundstück wollte? Nein, diese Braut war für ihn nicht gut genug.

Den perfekten Partner gibt es nicht, wie wir weiter oben schon herausgefunden haben. Und weil das so ist, gibt es auch nicht die perfekte Beziehung oder die perfekte Ehe. Früher oder später fliegen bei jedem Paar die Fetzen. Und manchmal auch die Teller.

Bei den einen kracht's schon in den Flitterwochen, weil der frischvermählte Bräutigam zum dritten Mal den Orangensaft ins Bett anstatt ans Bett bringt und die Herzdame jetzt wie eine frischgepflückte Orange duftet: «Du bist so ungeschickt, du Tollpatsch!» – «Hol doch deinen dämlichen Saft selber.» Und, peng, kassiert er die erste Brotscheibe seines Lebens mitten ins Gesicht.

Bei den anderen bringt das verflixte siebte Jahr den großen Sturm, der das traute Ehe-Heim fast zum Einstürzen bringt.

Ich kenne kein einziges Ehepärchen, das nicht irgendwann im Verlauf seiner Ehe durch ganz schwierige Phasen gegangen ist oder nach wie vor geht. Doch eines steht fest: Nach dem Regen scheint die Sonne. Immer. Dafür steht der Regenbogen.

Lass nicht zu, dass der Sturm deine Ehe zerstört. Nutze vielmehr den Sturm, um das Fundament deiner Beziehung tiefer zu legen.

IRRTUM 4: ICH WERDE AUS DEM FROSCH EINEN PRINZEN MACHEN

RUTH 4,5 *«[...] musst du auch die Moabiterin Ruth heiraten und einen Sohn zeugen, der als Nachkomme ihres verstorbenen Mannes gilt.» (Hfa)*

Bei Ruth war lange nicht alles gut, schön und perfekt. Einen Sohn zeugen, als wäre dies das Einfachste auf der Welt!

Eine Frau, die früher trotz Ehemann, Gesundheit und jugendlicher Frische kein Kind gekriegt hat, soll jetzt plötzlich schwanger werden. Das ist so einfach, wie die schwarzen Löcher im Universum zu erklären. Die Voraussetzungen waren alles andere als perfekt.

Allzu oft verlassen sich Paare mit vier blauen Augen darauf: Es wird dann schon irgendwie gut. Ja-ja. Sie denken: «Wir wissen, es ist noch nicht gut, aber wenn wir erst verheiratet sind, wird alles bestens. Alles wird anders.»

Recht haben sie. Es wird anders – anders schwierig.

Wenn nicht beide, die Frau und der Mann, sich Mühe geben, sich zu verändern, wird es sauschwierig. Es nützt nichts, wenn nur einer der beiden Veränderung will. Es braucht immer zwei Leute, die sagen: «Wir bleiben dran, und wir lassen uns verändern!»

IRRTUM 5: HAUPTSACHE, ER IST CHRIST

Petra ist begeistert von ihrem neuen Freund Volker: «Wir haben gebetet. Ich hab's gesehen – er hatte die Augen geschlossen. Er ist sooo gläubig. Ich glaube, er hatte schon im Mutterleib eine Bibel. Er lernte dort Psalm 139 auswendig. Ja, und Gott hat uns so viele Zeichen gegeben, um unsere Liebe zu bestätigen. Wir haben ein rotes Auto gesehen, stell dir vor. Und es kommt noch besser. Als wir im Wald spazieren gingen, fiel ein rotes Blatt direkt vor unsere Füße. Und stell dir vor, es war Herbst!»

Jedes Zeichen wird interpretiert. Alles wird ausgelegt. Und immer zum Guten: «Hast du gesehen, sie hat mich angeschaut? Ich habe zu Gott gesagt: ‹Wenn sie mich anschaut und eine Bluse trägt, dann wird sie meine Frau!› Sie hat mich angeschaut, ich fass es nicht, und sie trägt eine Bluse! Halleluja, Gott ist groß!»

Man interpretiert alles.

«Ich gehe mit meinem Mann in die Mission nach Israel. Da bin ich ganz sicher. Immer wenn ich die Bibel zufällig aufschlage, steht da Israel.»

Sobald es um die Ehe geht, werden Menschen oft komisch fromm. Was bedeutet Ehe eigentlich?

EHE: Egoist heiratet Egoistin!

Jesus nachfolgen bedeutet: Deine Sünden sind dir auf einen Schlag vergeben, dein Name ist im Buch des ewigen Lebens eingetragen. Es bedeutet aber noch lange nicht, dass du deswegen ein besserer Mensch bist und einen coolen Charakter hast, der zwingend notwendig ist, wenn du heiraten willst. Deshalb check nicht nur, ob dein Partner im Gebet die Hände im richtigen Winkel faltet, sondern schau mal, ob sein Herz auch groß genug ist.

RUTH 4,5 *«Er wird eines Tages das Feld erben, und so bleibt es im Besitz dieser Familie.» (Hfa)*

IRRTUM 6: DER MANN MUSS DEN ERSTEN SCHRITT MACHEN

Schön, wenn es der Mann tut. Unter Umständen wartest du dann als Frau, bis du vor der Himmelstüre stehst. Wenigstens öffnet dir dann, so will's der Volksmund, ein Mann die Tür. Petrus.

Was Ruth machte, war sehr ungewöhnlich. Und sie steht damit in der Tradition der Bibel. Die Heilige Schrift ist voller gewöhnlicher Leute, die ungewöhnliche Sachen anstellen. Und sie stehen da drin, weil Gott uns durch Ruth und die anderen inspirieren will. Also, die Damen: Steht eure Frau!

RUTH 3,9 *«Breite dein Gewand über mich aus als Zeichen dafür, dass du mich heiraten wirst.» (Hfa)*

Viele Frauen denken jetzt: «Was für ein unromantischer Moment! Ich hätte mir gewünscht, mein Mann würde mich erobern, würde um mein Schloss reiten und um mich werben mit poetischer Sprache: «Rapunzel, lass dein Haar herunter, ich bin dein Prinz, der Gunter!»

Nichts von all dem? Das kann doch nicht sein! Ich hab doch eine Märchengeschichte verdient!

Viele Frauen unternehmen alles, um die Aufmerksamkeit des auserwählten Mannes zu erlangen. Sie gehen am Mann vorbei. Sie hinterlassen eine überaus markante Duftwolke aus Parfum, Conditioner und Körperlotion. Sie scharwenzeln. Sie wackeln mit den Hüften. Sie führen das Dekolleté spazieren. Sie klimpern mit den Wimpern. Und er? Er sieht nichts. Er interessiert sich immer noch für seine Modelleisenbahn. Sie fängt intensiv zu beten an: «Lieber Gott, öffne ihm die Augen!» Und er sieht. Den runden Ball und den grünen Rasen. Er ist jetzt Fußballfan.

Liebe Damen, es ist keine Schande, im Zeitalter der Kommunikation einen Mann anzusprechen und ihn zu fragen, ob er euch daten möchte. Das hat Ruth auch gemacht. Es gibt zu viele Frauen, die verliebt sind und nicht den Mut haben, ihrem Glück und dem Mann auf die Sprünge zu helfen.

Wenn du es geschafft hast, deinen Partner in spe für ein erstes Date zu begeistern, fängt eine extrem spannende Zeit des Kennenlernens an.

Boas hatte acht Wochen Zeit, auf dem Feld Ruth zu beobachten und kennenzulernen. Er wusste, wenn er sie heiratet, übernimmt er ihren Rucksack.

Wenn du ein paar Sachen beachtest, kannst du die Dating-Phase richtig rocken.

2. DATING – RESPEKTVOLLER RAHMEN ZUM KENNENLERNEN

GEMEINSAM ZEIT VERBRINGEN

RUTH 2,14 *Als es Essenszeit war, rief Boas ihr zu: «Komm herüber und iss etwas von unserem Brot mit. Du kannst es auch gern in den Essig eintauchen.» (NLB)*

So wie Boas die gemeinsame Zeit mit Ruth suchte, so suchte ich in der Dating-Phase die Nähe von Susanna. Wir verabredeten uns jeden Samstag zu einer Fahrradtour, zu ausgedehnten Spaziergängen, zu einem Skiausflug oder einem kulinarischen Höhenflug mit Freunden, und wir arbeiteten gemeinsam in der Kirche mit.

Das Geheimnis besteht darin, Momente zu kreieren, wo ihr seht, wie das Gegenüber sich in den verschiedenen Situationen verhält. Du merkst schnell, was deinem potenziellen Partner wichtig ist und was nicht.

ROMANTIK MIT KÖRPERLICHER ENTHALTSAMKEIT

RUTH 3,14 *Also blieb Rut[h] bis zum Morgen zu seinen Füßen liegen. Sie stand jedoch auf, bevor es hell genug wurde, um einen Menschen zu erkennen. (NLB)*

Wer hätte gedacht, dass die Bibel so erotisch ist. In der Nacht auf der Tenne. Ein Paar. Alleine. Offensichtlich wirkt die Anziehungskraft. Sie sprechen über die Zukunft. Sie signalisiert ihm sehr deutlich, dass sie ihn toll findet. Er hat die Haare schön. Sie ist frisch gebadet. Parfümiert. Mit dem schönsten Kleid. Oh, là, là!

Aber ... sie bleiben enthaltsam. Sie verschwindet im Morgengrauen, bevor die Leute auf den Beinen sind.

Diese Nächte sind herrlich! Sie sind so rein, so reich an Gefühlen und voller Spannung. Aber enthaltsam.

Entweder man datet, oder man ist zusammen. Körperliche Zuneigung kommt erst dann, wenn man sich im Klaren ist, dass man einen gemeinsamen Weg in Richtung Hochzeit wagt.

Paare, die knutschen, sind nicht mehr am Daten.

Verhalte dich immer gemäß deinen Entscheidungen. Das ist Ehrensache. Wenn du noch am Durchchecken bist, so nimm dir nicht, was dir nicht gehört. Das ist verletzend und bindet in ungesunder Weise. Knutsch lieber mit deinem Teddybären.

Neben Susanna bin ich in der Dating-Phase und auch nachher oft fast explodiert. Sie war und ist so eine heiße Braut, du, da regt sich alles in mir. Ich bin der Bulle aus dem Rheintal. Damals half mir jeweils kalt duschen. Dumm nur, wenn keine Dusche in der Nähe war. Da aß ich halt einen Apfel. Der Apfelkonsum in der Schweiz ist in dieser Zeit sprunghaft in die Höhe geschossen. Das belegen nicht autorisierte Statistiken.

«Armer Leo», denkst du. «Warum hast du dir so einen Stress gemacht? Warum machen die Frommen immer so ein Tamtam um die ganze Sex-vor-der-Ehe-Geschichte? Es ist ja nur Sex, so what?! Und ich werde garantiert nicht die Katze im Sack kaufen.»

Die Diskussionen vor zwanzig Jahren waren dieselben wie heute. Da gab es auch Pärchen, die sagten: «Mit Sex warten bis zur Hochzeit? Nicht mit uns. Wir heiraten sowieso in zwei Jahren. Innerlich sind wir eh bereits verheiratet. Den Sex nehmen wir uns jetzt schon, denn wir bewegen uns in die richtige Richtung.»

Da kommen all die unglaublich schlauen Argumente, Antworten und Ausreden: «Aber Sex vor der Ehe, darüber steht doch nirgends etwas in der Bibel.»

Hallo? Es gibt die Zehn Gebote. Jeder findet sie grundsätzlich gut.

In 2. Mose 20,14 steht: *«Du sollst nicht die Ehe brechen.» (Hfa)*

Du denkst: «Ja, schon klar, wenn du verheiratet bist, darfst du nicht mehr in der Gegend herumsämeln, du musst es zu Hause tun. Das sagt der Bibelvers.»

Leider liegst du damit falsch. Da steht noch viel mehr, vor allem wenn du den ursprünglichen Text herbeiziehst: *«Du sollst keinen ‹naàp› haben.»* Das heißt unmissverständlich, man soll keinen Sex außerhalb eines vollzogenen Ehebundes haben.

Das heißt, wenn du verheiratet bist, sollst du nicht fremdgehen, und wenn du nicht verheiratet bist, lässt du deinen Freund oder deine Freundin auch in der Hose.

Du fragst: «Wo steht das denn?»

Es steht im 7. Gebot: **Du sollst nicht ehebrechen!**

Klar, deutlich, offensiv und unmissverständlich.

Meine Frau und ich, wir waren mit zwanzig auch spitz wie Nachbars Lumpi. Wir waren so scharf wie ein Thai-Curry. Meine Frau trug nicht nur weite Kleider. Nein, sie war hot. Sie war wild. Sie brachte mich um den Verstand.

Und trotzdem haben wir uns entschieden, die Sache mit dem Sex nicht zu unseren Gunsten zu drehen und zu wenden.

Warum? Weil wir uns sagten: «Wenn Gott etwas sagt, dann besteht eine große Wahrscheinlichkeit – und zwar zu hundert Prozent –, dass Gott etwas länger und weiter gedacht hat als wir.» Davon sind wir ausgegangen. Und damit stieg die Vorfreude. Ich raunte Susanna zu: «Stell dir vor, wenn wir heiraten und ich dich in der Hochzeitsnacht über die Schwelle trage und dir das Brautkleid vom Leib reiße und wir in die Flitterwochen gehen, dann möchte ich das Hotelzimmer nicht mehr verlassen. Ich werde dich bewusstlos lieben, Baby!»

Du kannst nach den Flitterwochen ganz leicht herausfinden, wer mit dem Sex gewartet hat.

Du fragst: «Und, wie war's?»

Seliges Lächeln.

Sie können kaum mehr gehen: «So schön!»

«Wo wart ihr?»

«Keine Ahnung!»

Ich möchte dich motivieren. Nimm dieses Bild für dich persönlich in Anspruch. Ich wollte genauso «geflasht», mit wackligen Knien, aus dem Flitterflieger aussteigen und Autogramme verteilen, sozusagen als der neue Stern am Liebeshimmel.

SINNVOLLE DAUER DER KENNENLERNPHASE

RUTH 2,23 *Also hielt sich Rut[h] an die Frauen, die für Boas arbeiteten, und sammelte auf seinen Feldern Getreide, bis die Gerstenernte und die Weizenernte zu Ende waren. (NLB)*

Die einen daten nur an einem Abend. Die anderen ziehen das jahrelang durch. Irgendwann ist es Zeit zu entscheiden, ob man eine feste Beziehung eingehen will oder nicht. Am besten vereinbart ihr bei eurem ersten Date, wie lange diese Phase dauern und wann eine Entscheidung getroffen werden soll.

Ich mag Klarheit. Wir legten uns auf drei Monate fest. Ich wusste es nach drei Minuten. Susanna aber brauchte diese Zeit.

FAMILIENHINTERGRUND

RUTH 3,10 *«Jetzt zeigst du noch viel mehr als bisher, wie sehr dir die Familie deiner Schwiegermutter am Herzen liegt!» (Hfa)*

Ruth liebte ihre Familie über alles.

Boas sorgte für seine Angestellten. Die Menschen hinter der Arbeit waren für ihn von unschätzbarem Wert.

Wenn du heiratest, prallen zwei Familienwelten aufeinander, zum Beispiel im Bezug aufs Essen. Meine Frau liebt es, immer wieder etwas Neues auszuprobieren; nicht einfach Spaghetti Bolognese, sondern Spaghetti immer mit einer neuen Sauce.

Ich hingegen sage: «Wenn einmal eine Sauce gut ist, braucht es nie mehr eine neue Sauce.»

Oder: Wie erzieht man die Kinder? Oh, du lieber Himmel! Bei der Kindererziehung kommt deine ganze Vergangenheit zum Vorschein. So, wie du es erlebt hast, möchtest du es deinen Kindern auch weitergeben. Aber dein Mann hat es völlig anders erlebt.

Es kracht.

Oder: Wie macht man zusammen Ferien? So wie wir es in unseren Familien machten?

Am Anfang unserer Ehe nahmen Susanna und ich das Auto, packten das Zelt in den Kofferraum und düsten gen Süden:

«Oh, ein Zeltplatz! Nichts wie hin.»

Platz gebucht, Zelt aufgebaut, gekocht, gegessen, gespült, im Meer gebadet.

Nach einer halben Stunde fragte Susanna: «Und, was machen wir jetzt?»

«Komm, wir gehen ins Zelt!»

Wieder aus dem Zelt, fragte meine Frau: «Was machen wir jetzt?»

«Komm, wir gehen wieder ins Zelt!»

Uns war oft langweilig in den ersten Jahren in den Ferien, bis wir eines Tages rausfanden, dass wir Aktivferien mögen. Wieso wir als aktive Menschen das nicht früher feststellten, kann ich mir nur damit erklären, dass wir von unseren Familien her klassische Badeferien nicht gewohnt waren.

So gestalteten wir unsere Ferien fortan abenteuerlustig und mit viel Action von Sonnenaufgang bis Sonnenaufgang. Schlafen in den Ferien wird überbewertet.

Es ist entscheidend, sich mit dem Familienhintergrund zu beschäftigen und zu eigenen Lösungen zu kommen.

SEXUALITÄT

RUTH 3,10 *«Du bist nicht den jungen Männern nachgelaufen, obwohl du sicher auch einen wohlhabenden hättest finden können.» (Hfa)*

Boas war nett. Ihre Zeit vor ihrem ersten Ehemann hatte Ruth definitiv nicht im Kloster verbracht. Sie war eine Moabiterin, bei denen sich alles um Sex drehte. Es gab keine Grenzen. Keine Tabus. Alles war möglich. Immer. Mit jedem. «Hauptsache, es stimmt für mich.»

Ruth kam später zum Glauben und entschloss sich für Monogamie. Ihr erster Mann starb. Sie lernte Boas kennen. Und er dann ihren «sexuellen» Rucksack.

Boas hingegen war Single, Jungmann, Hebräer, gottesfürchtig ... Eine Frau, ein Thema: Sex, that's it.

Zwei Geschichten der Sexualität, die nicht unproblematisch sind.

Menschen, die viele sexuelle Kontakte pflegten, haben dementsprechend viele Bilder im Kopf. Sie denken: «Da war dieser besser ... und da könnte mein Mann noch von dem lernen! ...» Ruth hat bestimmt viele prägende Bilder mitgenommen.

Ein Paar war seit neun Jahren verheiratet. Außer in der Hochzeitsnacht hatten sie nie miteinander geschlafen. Es klappte nicht. Die Frau war sexuell missbraucht worden. Als er sie anfasste, kam ihr die ganze Geschichte wieder hoch. In der Folge dachte sie: «Rühr mich nicht an!» Er dachte: «Hey Baby, berühre mich!»

Was wir in der Vergangenheit erlebt haben, prägt unsere Sexualität.

Wenn ein Mensch einen Orgasmus hat, stößt er ein hochkomplexes Hormon aus, das ihn entspannt. Dasselbe Hormon wird ausgeschüttet, wenn ein kleines Kind an der Brust der Mutter trinkt und seine Seele baumeln lässt. Das heißt, wenn du Sex mit einem Menschen hast, hinterlässt das auch immer seelisch hormonelle Spuren. Wie schützend ist da die Idee Gottes, Sexualität im sicheren Rahmen der Ehe zu genießen.

Sexualität braucht Zeit und sorgfältige Pflege. Sexualität hat nichts mit Hollywood zu tun, wo es immer und überall und sofort klappt. Sexualität ist etwas Intimes, Zerbrechliches. Man muss darüber reden, entspannt sein und darüber lachen können. Wenn's mal nicht klappt: «Huch, das war jetzt nix! Heute war unser Sex so aufregend wie der von zwei eingepackten Astronauten. Schieß mich doch zum Mond!» Für guten Sex braucht es guten Humor und Lockerheit.

CHARAKTER

RUTH 3,11 *«Jeder hier in Bethlehem weiß, dass du eine ehrbare junge Frau bist.» (Hfa)*

Ruth hatte ihren Mann verloren, und sie hat gesagt: «Ich werde meiner Schwiegermutter nicht den Rücken kehren.» Sie bewies Charakterstärke.

Jeder von uns bringt charakterliche Stärken und Schwächen in die Beziehung mit. Was nicht geht, ist, *nicht* an unserem Charakter zu arbeiten.

GLAUBEN

RUTH 3,12 *«Du hast Recht, ich bin ein naher Verwandter von euch und habe die Pflicht, für dich zu sorgen.» (Hfa)*

Hier kommt ein Prinzip aus dem Alten Testament zum Zug. Gott sagt: «Du hast die Pflicht, dafür zu sorgen, dass es deinen Verwandten gut geht.»

Boas hätte auch sagen können: «Gott, ich pfeif auf dein Verwandten-Gebot.» Doch er liebte Gott und seine Gebote von ganzem Herzen.

Ruth ist erst als erwachsene Frau durch ihren Mann zum Glauben gekommen.

Boas aber wuchs in einem gottesfürchtigen Umfeld auf. Da prallen einmal mehr zwei Prägungen und Welten aufeinander.

In einer Freundschaft, in einer Ehe muss man klären, wie man den Glauben leben möchte. Sie sagt, sie möchte in die Landeskirche gehen. Er sagt, er stehe auf charismatische Pfingstgemeinden.

Er sagt, er möchte am Kleingruppenleben teilnehmen. Sie sagt, sie möchte nur zum Gottesdienst am Sonntag gehen und auf keinen Fall mitarbeiten.

Es ist enorm wichtig, bei den Dates über die verschiedenen Vorstellungen zu sprechen. Da ersparst du dir viel Ärger für die Zukunft.

Als ich meine Frau fragte, ob sie meine Frau werden wolle, sagte ich: «Bist du bereit, die Frau eines Pfarrers zu werden, der nicht oft zu Hause ist, der sein ganzes Leben für die Kirche investiert?» Sie antwortete mit Überzeugung: «Ja!»

In all den Jahren unserer Ehe war dies nie Gegenstand einer Diskussion in unserer Familie. Dieses Fundament haben wir gelegt, bevor wir heirateten.

IQ (INTELLIGENZQUOTIENT)

RUTH 3,17 *«Und diesen halben Zentner Gerste hat er mir geschenkt», erzählte sie weiter. «Er sagte: ‹Du sollst nicht mit leeren Händen zu deiner Schwiegermutter zurückkehren!›» (Hfa)*

Jeder Mann weiß: Wenn du die Schwiegermutter gewinnst, dann bist du dick drin! Clever, der Junge!

Ich sage nicht, je intelligenter, desto besser. Werde dir bei den Dates aber einfach bewusst, was diese Frau/dieser Mann intellektuell draufhat. Es ist nicht unwichtig, dass ihr euch in einer Diskussion auch versteht.

3. EINE MUTIGE ENTSCHEIDUNG TREFFEN

Im vierten Kapitel vom Buch Ruth hätte ein Verwandter von Noomi die Chance gehabt, Ruth zu heiraten. Der Mann meinte:

RUTH 4,6 *«Wenn das so ist [...] trete ich meine Rechte auf das Grundstück an dich ab. Ich würde ja sonst etwas kaufen, was später nicht mehr meiner Familie gehört. Nimm du es!» (Hfa)*

Vielfach sind Menschen, wenn's ans Eingemachte geht, blockiert.

Ich zeige dir Blockaden auf, die in dem Moment ausgelöst werden, wenn eine Beziehung gestartet werden soll.

- Negative Erfahrungen: «Ich will diese Schmerzen nicht mehr!»
- Angst vor dem Scheitern: «Was, wenn wir es nicht packen?»
- Minderwertigkeitsgefühle: «Ich werde sie nicht glücklich machen können, denn ich bin nicht so, wie sie mich sieht.»

- Stolz: «Ich habe einen Besseren verdient als ihn.»
- Egoismus: «Ich komme auch ohne Beziehung auf meine Kosten.»
- Bindungsangst: «Ich will meine Freiheit nicht opfern.»

Manchmal steckt im Rucksack etwas, das wir noch nie hervorgeholt haben. Niemand weiß davon. Eine versteckte Sünde. Du kannst sie für dreißig Jahre im Rucksack lassen. Aber der Rucksack wird dich immer drücken. Immer.

In einer Freundschaft geht es darum, dass du nichts mitbringst, das sie nicht weiß. Bringe bei den Dates alles auf den Tisch. Alles.

Ich finde die Geschichte von Ruth absolut faszinierend. Sie haben nicht einfach geheiratet, und alles ist cool. Nein, Boas hat sie herausgelöst, er hat ihre Vergangenheit gekauft und gesagt: «Deine Geschichte wird auch meine Geschichte sein.»

Richtiges Daten macht Spaß, geht tief und macht dich fit für das große Abenteuer Beziehung. Großartig!

06

KAPITEL 6

FINANZEN: Wir wären so gerne Millionäre!

In den USA machte man eine Umfrage, um herauszufinden, wie viel die Menschen verdienen müssten, um glücklich zu sein.

Die Menschen, die 30.000 Dollar verdienten, sagten: «Wenn wir 75.000 Dollar verdienen würden, dann wären wir glücklich.»

Und so ging es weiter. Diejenigen, die 50.000 Dollar verdienten, hielten 100.000 Dollar für glückselig machend. Die Menschen mit zwei Millionen wollten fünf Millionen.

Es ist offensichtlich. Jeder wäre dann glücklich, wenn er mehr hätte. Daraus folgt:

Reich ist man, wenn es reicht.

Geld spielt im Leben der meisten von uns eine zentrale Rolle, wenn nicht sogar die Hauptrolle. Wir träumen davon, mehr zu haben.

Wir sorgen uns, ob es reicht.
Wir können nicht genug davon kriegen.
Eigentlich erstaunlich für ein Stück Papier.

«Wieso kaufen wir Dinge, die wir nicht brauchen, mit dem Geld, das wir nicht haben, um Menschen zu beeindrucken, die wir nicht lieben?»

Rick Warren

Wenn du heiratest, wird das mit dem Geld manchmal noch komplizierter, weil du nicht mehr alleine darüber verfügen kannst und dein Partner vielleicht nicht sein ganzes Geld für Schuhe oder Fußballtickets ausgeben will.

Zu diesem Thema befragt, meinte eine Frau zu mir: «Bei uns ist es einfach: Mein Mann und ich haben ein Konto. Er zahlt das Geld ein, und ich gebe es aus.» So kann man Geldprobleme auch lösen.

Welcher Finanztyp bist du?

- Der Zügellose
- Der Bescheidene

- Der Geizige
- Der Großzügige
- Der Berechenbare

Wenn deine Frau und du nicht derselbe Typ seid, dann habt ihr bereits ein gewisses Problempotenzial in eurer Ehe. Wenn du zum Beispiel der Bescheidene bist und dir nach vierzehn Tagen Wüstenwanderung erst überlegst, ob du Geld für eine Flasche Wasser ausgeben willst, dein Partner aber das Geld mit beiden Händen ausgibt und sich gerade ein iPhone nur für die Toilette gekauft hat, weil man ja nie weiß, ob man da drin vielleicht mal eingesperrt ist und das reguläre iPhone nicht dabeihat, ist Zündstoff in der Luft.

In der Geschichte von Ruth und Boas wird das Thema Finanzen auch angesprochen. Und wie bei der Sexualität werden wir Menschen beim Thema Finanzen in der Bibel auch ganz nervös und rutschen auf dem Stuhl hin und her. Du erkennst an abgewetzten Stühlen, ob der Pastor dieser Kirche über Geld und Sex spricht oder eben nicht.

Beide Themen sind eigentlich ein wunderbares Geschenk Gottes. Deshalb mein Appell:

1. NUTZE DEINE MÖGLICHKEITEN

Nutze das, was Gott dir vor die Füße gelegt hat. Dazu zwei Bibelstellen. Die erste betrifft Boas.

RUTH 2,1 *Boas war wohlhabend und einflussreich. (Hfa)*

Boas bringt einen prall gefüllten Finanzrucksack mit.

Wie sieht Ruths Rucksack aus?

RUTH 2,17 *Bis zum Abend arbeitete Ruth auf dem Feld. Als sie die Ähren ausklopfte, hatte sie etwa 15 Kilogramm Gerste beisammen. (Hfa)*

Ruth hat an einem Tag so viel Gerste eingesammelt, wie man es als Resteaufleser normalerweise in zwei Wochen schafft. Fleißiges Mädel.

Sowohl Ruth als auch Boas waren fleißig, und keiner von ihnen jammerte. An keiner einzigen Stelle im Buch Ruth findet man Bemerkungen wie: «Wieso bin ich arm? Weshalb muss ich so hart arbeiten? Gott, wo bist du?» Vielmehr hat Ruth das genutzt, was Gott ihr vor die Füße gelegt hat, und sie war emsig wie eine kleine, hübsche Biene.

Hier unterscheidet sich Ruth von vielen von uns. Denn viele jammern heutzutage, wenn es um Geld geht. Man ist immer leicht unzufrieden.

Und diese Unzufriedenheit findet ihren Ausdruck darin, wie du denkst, fühlst, lebst und dein Geld ausgibst.

Meine Mutter hat seit jeher in ihrem Leben einen bemerkenswerten Grundsatz, den ich mir hinter meine hellhörigen Ohren schrieb.

«Ich musste lernen, zu dem zu stehen, was ich habe.»

Mama Bigger

Meine Eltern haben fünf Kinder produziert. Das ist schön für die Atmosphäre, aber es warf auch immer wieder Fragen auf:

«Wer bekommt Jeans?»

«Wer bekommt neue Schuhe?»

Eines Tages hatte ich erfahren, dass ein Skilager stattfindet. Ich hatte so kurze Skier, richtig alte, durchgebretterte Dinger. Ich sagte zu meiner Mum: «Mami, ich hätte gerne neue, krasse Skier fürs krasse Skilager. Solche, wie der krasse Peter Müller hat.» Peter Müller war ein großartiger Abfahrer. Mein Childhood-Hero. Sein Motto: «Kopf runter» und einfach pfeifengerade downhill. Peter Müller hatte so richtig lange Skier bis in den Himmel. Meine Mutter meinte: «Lieber Leo, so etwas liegt in unserem Budget nicht drin. Willst du das, dann musst du Geld verdienen gehen.»

«Ja, wie denn?»

«Du könntest Meerschweinchen züchten.»

So wurde ich zum Meerschweinchen-Züchter. Da ich wusste, dass der Winter bald kam, habe ich diese Tierchen vollgestopft – all you can eat –, und die sind wirklich meersauschnell gewachsen. Es wurden Pfundskerle!

Und ich habe jedes Einzelne verkauft! Ich freute mich diebisch – bis die Rechnung fürs Futter kam. Die war höher als die Einnahmen vom Verkauf der Meerschweinchen. So eine Schweinerei!

Ich eilte zu meiner Mutter: «Mum, was für ein umwerfender Tipp!»

Sie sagte nur: «Wie wäre es mit Zeitungen austragen?», und sie organisierte mir einen Zeitungsjob.

So trug ich mittwochs und freitags Zeitungen aus. Damit habe ich so viel Geld verdient, dass ich die Skier kaufen konnte. Als ich dann meine 2-Meter-Ski Marke «Peter Müller» ins Skilager trug, platzte ich fast vor Stolz. Ich trug die heiligen Dinger wie einen Pokal, mit Würde, Ehre und Respekt.

Was ich durch diese Geschichte gelernt habe: Meine Mutter hat nie über ihre Situation gejammert, sondern sie sagte: «Willst du etwas mehr, dann musst du es dir halt verdienen!»

Machen wir mit Ruth und Boas den nächsten Schritt.

2. ERSTELLE EIN BUDGET

Vielen von uns hat es das Budget nicht gerade angetan. Aber ich möchte dir aus dem Text etwas zeigen, von dem ich wirklich ganz, ganz fest überzeugt bin:

RUTH 2,3 *Auf einem der Felder ging Ruth hinter den Erntearbeitern her und sammelte die Ähren auf, die sie liegen ließen. Sie wusste nicht, dass gerade dieses Feld Boas aus der Sippe Elimelechs gehörte. (Hfa)*

Boas hatte Arbeiter angestellt.

Es gibt keinen Geschäftsmann, auch keine Geschäftsfrau, die eine Firma leiten und das Budget nicht unter Kontrolle haben. Du kannst nur dann Leute anstellen, wenn du genau weißt, dass die Ausgaben und die Einnahmen stimmen. Boas war nur deshalb so erfolgreich, weil er gelernt hatte, mit seinen Finanzen umzugehen. Deshalb:

Gib das aus, was du verdienst, aber versuche nicht, das zu verdienen, was du ausgibst!

Aus meiner langjährigen Arbeit als Ehevorbereitungscoach weiß ich: Die meisten bringen einen Rucksack mit. Sie haben noch nie ein Budget gemacht. Sie denken: «Wenn wir verheiratet sind, haben wir ein Doppeleinkommen. Und eines Tages werden wir Kinder haben, und jeden Abend gibt's Steak und Wein, und in den Ferien fliegen wir nach Amerika, und sowieso das ganze Programm ...»

Das Problem ist: Je mehr du hast, desto mehr wird das Budget in deinem Leben zu einem Thema, weil viel Geld schnell weg ist.

Manche Männer haben die Idee, ein Budget sei eine Waffe, um die Kaufgewohnheiten ihrer Frau zu attackieren. Das Resultat: Über Ausgaben wird regelmäßig gezankt und gestritten.

Dann gibt es Paare, die erstellen ein fantastisches Finanzkonzept, aber so unrealistisch, dass es in kürzester Zeit im Papierkorb landet.

Andere versuchen in drei Monaten die schlechten Finanzpraktiken der vergangenen Jahre zu korrigieren. Weil nicht sofort Erfolg ersichtlich ist, geben sie auf.

Das Budget muss man mit Freude machen!

3. HAPPY BUDGET

ERSTELLE EIN REALISTISCHES JAHRESBUDGET

Was ich mit «realistisch» meine? Es gibt viele, die machen ein Glaubensbudget. Mit Glaubensbudget meine ich: Du rechnest mit Geld, das du noch nicht hast, von dem du aber glaubst, es zu bekommen, wie zum Beispiel eine Sonderprämie.

Man geht im Glauben in die Ferien. Nach den Ferien wird es gemäß diesem Glauben schon irgendwie wieder Geld auf dem Konto haben. Man muss nur jeden Morgen in den Ferien Halleluja singen.

Dieses Glaubensbudget-Dingsbums ist ja ganz abenteuerlich, aber so eine Geschichte geht von tausend Mal höchstens ein Mal auf. Wenn es ums Budget geht, bin ich sowohl privat als auch in der Kirche der konservativste Mann der westlichen Hemisphäre.

Ich lebe nach folgendem Prinzip: Unser Kirchenbudget ist immer das, was wir im letzten Jahr eingenommen haben, und kein Rappen mehr. Das Glaubensbudget hat in unserer Church nichts verloren. Wir rechnen nie mit Geld, das nicht da ist. Wir schicken das Glaubensbudget weit weg, einmal um den Globus. Und im nächsten Jahr gleich wieder. Viel Glück auf der Reise.

Wir Menschen nehmen zu schnell vieles zu selbstverständlich. Nur schon, dass wir wieder genauso viel einnehmen wie im letzten Jahr, ist ein Wunder. Das muss man zuerst mal hinkriegen. Die meisten haben das Gefühl: «Nächstes Jahr verdiene ich mehr.» Oder: «Ich habe Ende des Jahres noch denselben Job, den ich schon immer hatte.» Warum sind sich die Menschen da nur so sicher?

Dein Job ist ein Wunder.

Dein Einkommen ist ein Wunder.

EIN FINANZCHEF WIRD BESTIMMT

Die Festlegung eines Budgets ist die eine Seite der Medaille; sich daran zu halten die andere. Es ist hilfreich zu entscheiden, wer von beiden eher in der Lage ist, die Ausgaben und Einnahmen zu überblicken, die Rechnungen zu bezahlen und die Finanzlage regelmäßig zu überprüfen und gegebenenfalls Schritte einzuleiten: «Schatz, ab sofort gehst du nur noch einmal pro Tag auf die Toilette. Du brauchst zu viel Klopapier.»

SEGNE ES MIT DEINEM PARTNER/DEINER PARTNERIN AB

Irgendwann setzt du dich hin und sagst zu deiner Frau, deinem Mann: «Dies ist das Budget des Jahres 201X: Ferien, Schuhe, Kosmetik, Steak, Wein, Hundefutter, Bier, Auto, alles.» Das ist eine sportliche Angelegenheit. In dieser Budget-Debatte kann man sich treten, sich kneifen, spucken, rupfen und sich beklagen. Es muss krachen, es muss wehtun. Emotionen. Tränen. Das ganze Programm. Bis zu dem im Voraus festgelegten Tag, wo die Würfel endgültig fallen.

SCHLIESSE DEN «JAHRESBUDGETKREIS»

Warum ist das so wichtig? Wer den Kreis nicht schließt, wird mit einer Fessel an eine bleierne Kugel gebunden. Du tapst in die Finanzfalle. Du schleppst immer Schulden mit dir rum.

Ein Mann bot mir für die Ferien seine Villa an; zwei Wochen, gratis. Der perfekte Blick aufs Meer, mit riesigem Swimmingpool. Ich informierte mich über die Flugpreise, und ich hakte nochmals bei diesem Mann nach: «Also wirklich gratis?» Er sagte: «Ja, gratis. Du bist doch Pastor Leo, du hast es verdient.» – «Also wirklich gratis?» – «Ja, gratis, nur die Nebenkosten.»

Für ihn sind die Nebenkosten in «gratis» nicht inbegriffen. In einer Villa sind die Nebenkosten groß. Großer Pool, große Nebenkosten.

Ich rechnete nochmals alles durch. Gratis. Die Flüge, die Nebenkosten. Ich verglich es mit meinem übrig gebliebenen Ferienbudget. Am Ende fehlten mir 400 Franken. Das ist ja nichts, 400 Franken! Aber genau diese 400 Schweizer Franken waren nicht im Budget enthalten. Du beginnst zu quetschen, zu schieben, zu dealen, es irgendwie durchzuboxen.

Ob CHF 400 oder 40 oder sogar 4, es geht ums Prinzip: Es hat keinen Platz.

Darauf habe ich diesen Mann frisch-fröhlich angerufen und gesagt, dass wir nicht kommen. Er fragte: «Weshalb?» Ich erwiderte: «Uns fehlen schlicht und einfach 400 Franken.»

Du machst lieber 400 Franken weniger teure Ferien, damit du nicht andere Budgetposten antastest. Warum? Deine Frau schlendert durch den Markt und sieht Ohrringe, und du sagst: «Die kauf ich dir.» Cool und großzügig wie du bist, hast du einen Budgetposten «Ohrringe für die Frau». Ehrlich gesagt nicht ganz uneigennützig. Ich stehe total auf Ohrringe.

WUNSCHLISTEN SIND ZUM TRÄUMEN DA

Ich hegte lange einen Männerwunsch – ein Auto. Ein Auto oben ohne. Ohne Dach. Schönes Auto. Ich hab das auch Gott gesagt.

Ein Kollege machte mir wenig später ein interessantes Angebot. Ich fragte ihn: «Wie viel säuft der Kleine?» Er gab zurück: «Vierzehn Liter.» – «Kleiner Säufer», entfuhr es mir. Ich überlegte mir die Kosten für die Reifen, den Unterhalt. Obwohl Gott mein Gebet offensichtlich vernommen hatte, realisierte ich, dieses Auto passt einfach nicht in mein Budget.

Ich meldete mich bei meinem Verhandlungspartner: «Ich nehme das Auto» – er freute sich schon –, «wenn du mir eine Tanksäule kaufst und dazu ein Service-Abonnement schenkst.» Er sagte: «Nein, mache ich nicht!»

An diesem Abend ergänzte ich meine Wunschliste: Cabrio plus Unterhalt.

Wenn du dich in deinem Leben sehr konsequent an diese Finanz-Prinzipien hältst, dann kannst du unlimitierte Wünsche haben, aber diese dürfen nie den geschlossenen Budget-Kreis beeinträchtigen.

JEDER GIBT SEINE BUDGETPOSTEN AUF SEINE ART UND WEISE AUS

Meine Frau organisiert ihr Budget in Briefumschlägen. Schon im Januar stellt sie Geld im Couvert «Weihnachtsgeschenke» für Dezember zurück. Sie hat Couverts für «Schuhe», «Fleisch», «Lebensmittel», «Putzmittel», «Kleider», «Kinderkleider» – Couvert, Couvert, Couvert, Couvert ...

Ich hingegen mach's einfach: Anfang des Monats gehe ich zum Geldautomaten, beziehe all mein Geld, stecke es ins Portemonnaie und stolziere als reicher Mann von dannen. Und weil ich impulsiv bin, ist es gut möglich, dass ich bereits in der ersten Woche fast all mein Taschengeld ausgebe. Ich komme dann ins Büro, möchte einen Kaffee und sage zu Dave, dem Worshipper: «Daaave (wichtig ist hier das langgezogene, nette «eeei»), möchtest du heute mein Wunder sein?» – «Warum?» – «Ich brauche ein Wunder!» Dave kauft mir immer einen Kaffee. Er ist ein netter Kerl. Kein Wunder also.

Meine Frau ist wegen meines lockeren Umgangs mit Geld oft genervt. Zum Beispiel wenn wir in die Ferien fahren. Wir gehen fein essen, ich gebe am ersten oder zweiten Abend fast mein ganzes Feriengeld aus. Meine Frau sagt: «Am nächsten Tag gehen wir aufs Klo, und das Essen ist verarbeitet und weg. Wenn ich aber für das Geld eine Jeans kaufen würde, hätte ich diese ein ganzes Jahr.»

Ihre Gedanken sind nicht meine Gedanken. Ich lebe im Jetzt.

Na, und wie gehst *du* mit Geld um? Bist du ...

ausgabefreudig	oder	sparsam?
risikofreudig	oder	risikoscheu?
spontan	oder	peinlich genau?
impulsiv	oder	nachdenklich?
anpassungsfähig	oder	fixiert?

Sehr oft hast du von beidem etwas. Entwickle ein System, damit dein Partner das Geld so ausgeben kann, wie es ihn richtig dünkt.

LEBEN AUF «PUMP» GIBT ES NICHT

«Pump» geht nicht. Außer wenn du ein Haus kaufst – dies ist ein anderes Thema.

Dazu möchte ich dir eine Geschichte aus meinem Leben erzählen. Ich habe früher mal Gitarre gespielt. Jeder Christ ein Gitarrist.

Ich wollte mir eine abgefahrene rote elektrische Gitarre kaufen. Damit würde ich den Rockolymp erklimmen. Dumm nur, dass ich kein Geld hatte. Ich informierte meine Mutter über meine Pläne: «Mami, ich werde diese Gitarre kaufen und in Raten abzahlen.» Meine Mutter warnte mich: «Lass die Finger davon! Das ist der erste Schritt, Schulden zu machen.» – «Nein, nein, nein, Mami, alles durchgerechnet!» In der gleichen Zeit hatte ich mein Mofa «frisiert». Mein Mofa sollte den Rausch von achtzig Sachen erleben. Ich raste so schnell durch die Gegend, dass der Zylinder barst. Doch Leo ohne sein Mofa ist wie John Wayne ohne sein Pferd. Ein neuer Zylinder musste her, und prompt konnte ich die Raten für die Gitarre nicht mehr bezahlen. Die Falle hatte gnadenlos zugeschnappt und den kleinen Löwen gefangen. Ich brauchte über ein Jahr, um alle Schulden abzuzahlen.

Ein hilfreicher Grundsatz: Nimm nie einen Kredit auf, den du mit Zinsen zurückzahlen musst. Es sei denn, du erwirbst Grundbesitz.

Wenn deine Rechnung nicht aufgeht, gibt es nur zwei Möglichkeiten: Ausgaben verringern. Einnahmen erhöhen. Ganz einfach.

SPRÜCHE 22,7 *Denn wer sich Geld leiht, ist abhängig von seinem Gläubiger. (Hfa)*

Boas ist reich und erfolgreich gewesen, weil er – das behaupte ich – sein Budget unter Kontrolle hatte. Man sagt ja, dass man von den Reichen das Sparen lernt. Deshalb:

KONTROLLIERE DEIN BUDGET

RUTH 2,4 *Als Boas nun von Bethlehem zu seinen Arbeitern aufs Feld kam, begrüßte er sie. (Hfa)*

Boas geht aufs Feld, um nachzusehen, ob die Ernte gut ausfällt, ob die Arbeiter ihren Job gut machen, und fragt, was diese Frau auf seinem Feld mache – auf *seinem* Budgetposten!

Du musst dein Budget auch kontrollieren.

Einmal pro Monat kontrolliere ich das Budget meiner Familie haargenau auf jedes Detail: Liegt das, was wir geplant haben, auch wirklich drin?

Ein Mann hat eines Tages festgestellt, dass seiner Frau eine ihrer vielen Kreditkarten gestohlen worden war. Dann hat er die Bank angerufen und gefragt: «Liebe Bank, wie viel Geld hat der Räuber abgehoben?» Worauf der Banker antwortet: «10.000 Dollar in einer Woche!» Der Mann zum Banker: «Bitte nehmen Sie den Dieb nicht fest!» – «Weshalb nicht?» – «Der gibt weniger aus als meine Frau.»

SEI GROSSZÜGIG

RUTH 2,15–16 *Als [Ruth] aufstand, um weiterzuarbeiten, befahl Boas seinen Männern: «Lasst sie auch dort sammeln, wo die Garben noch nicht weggeräumt sind, und macht ihr deshalb keine Vorwürfe! Zieht immer wieder Ähren aus den Bündeln heraus, und lasst sie dort für sie liegen. Kein böses Wort soll sie von euch hören!» (Hfa)*

«Niemand ist so arm, dass er nichts zu geben hätte, und niemand ist so reich, dass er nichts annehmen müsste.»

Papst Johannes Paul II.

Im Alten Testament gibt es eine interessante Bibelstelle. Sie sagt: Wenn man die Ernte einsammelt, sollen die Arbeiter das Getreide, das zu Boden gefallen ist, hinter sich liegen lassen für die Waisen und Witwen. Das heißt, dass Boas das Wort Gottes, die Prinzipien Gottes, sehr, sehr ernst genommen hat.

Wenn er das Prinzip der Witwen und Waisen ernst nimmt, wird er auch das Prinzip der zehn Prozent ernst genommen haben. Es besagt: Bringe zehn Prozent deiner Einnahmen in den Tempel.

Boas hat für die Witwen und Waisen gesorgt, hat zehn Prozent in den Tempel gebracht und noch einen draufgesetzt: «Zieht noch mehr aus den Bündeln, damit Ruth noch mehr einsammeln kann.» Er war großzügig.

Nun möchte ich dir in puncto Budget den besten Trick zeigen, den ich kenne. Das Allererste, das ich jeden Monat bezahle, der allererste Zahlungsauftrag, der weggeht, ist der Zehnte.

Zehn Prozent für meinen Gott, für meine Church. Dies ist der Moment, wo sich dein Kreis wieder öffnet. Gegen oben. Dies ist der Moment, wo die Bibel sagt: Wer großzügig ist, der öffnet eine neue Dimension! Gott wird dich überschütten. Vielleicht mit Gesundheit. Mit Freude. Mit Finanzen. Was auch immer.

MALEACHI 3,10 *«Stellt mich doch auf die Probe, und seht, ob ich meine Zusage halte! Denn ich verspreche euch, dass ich dann die Schleusen des Himmels wieder öffne und euch mit allem überreich beschenke.» (Hfa)*

Meine Frau Susanna sagte vor langer Zeit zu Gott: «Gib mir tausend Franken mehr Lohn, und ich möchte dabei weniger arbeiten.» Ein Gedanke, der sich wiederum meiner Logik entzieht. Wie gesagt, ihre Gedanken sind nicht meine Gedanken. Tatsächlich hatte sie wenig später eine neue Arbeitsstelle mit mehr Lohn bei gleichzeitig weniger Arbeitsstunden. Meine Frau freute sich. Ich mich auch.

In den folgenden Monaten, übrigens den einzigen, in denen wir *beide* Geld verdienten, haben wir unseren Ausgabenkreis nicht größer gemacht. Vielmehr sagten wir: «Lass uns genauso viel ausgeben, aber lass uns von dem, was wir mehr einnehmen, mehr verschenken.» In diesen eineinhalb

Jahren bauten wir an unserem Fundament der Großzügigkeit, das bis heute unser Leben so unendlich positiv prägt.

Geben ist etwas, das man lernen kann. Es ist nicht einfach. Denn Geben ist immer Vertrauen. Aber: Wenn du großzügig bist, werden die Leute um dich herum gewaltig angesteckt.

Die meisten sagen: «Ich kann es mir nicht leisten, den Zehnten zu geben!» Ich sage dir heute: «Ich kann es mir nicht leisten, den Zehnten *nicht* zu geben!» Denn durch den Zehnten öffnet Gott eine neue Dimension in unserem Leben.

Es gibt:

- Religiöses Geben – du gibst, weil du musst.
- Schlaues Geben – du gibst, um zu empfangen.
- Doppelt schlaues Geben – du gibst aus Dankbarkeit gegenüber Gott.

LUKAS 6,38 *«Gebt, was ihr habt, dann werdet ihr so reich beschenkt werden, dass ihr gar nicht alles aufnehmen könnt.» (Hfa)*

«Ich schaufle Geld hinaus, und Gott schaufelt es wieder zurück ... doch Gott hat die größere Schaufel!»

R.G. LeTourneau

SPARE FÜR SPEZIELLE MOMENTE

Hätte Boas nicht Geld zur Seite gelegt, hätte er Ruth nicht lösen oder heiraten können.

RUTH 4,7–8 *Wer zu dieser Zeit in Israel sein Besitzrecht einem anderen übertrug oder einen Tauschhandel abschloss, zog als Zeichen dafür seinen Schuh aus und gab ihn dem anderen. Damit war der Handel rechtsgültig. Als nun Ruths nächster Verwandter Boas das Grundstück überlassen wollte, zog er seinen Schuh aus und gab ihn Boas. (Hfa)*

Boas hat das Stück Land gekauft von Noomi, damit sie ihre Schulden bezahlen konnte. Er löste Ruth aus und heiratete sie anschließend.

Boas war der Löser für Ruth. Was war die Funktion des Lösers im Alten Testament?

- Ein Löser kaufte jemanden aus Schuldensklaverei frei.
- Ein Löser kümmerte sich um eine Witwe in Not.
- Ein Löser bezahlte Schulden, um Arme vor Besitzverlust zu schützen.

Boas hat die Möglichkeit, Ruth aus ihrer Misere zu erlösen. Er kann ihre Angelegenheiten auch finanziell übernehmen. Er kann die Folgekosten tragen.

Weshalb ist Sparen so wichtig? Ganz einfach. Für ungeplante Momente. Und die können jeden Moment eintreffen. Deshalb fange besser heute damit an. Auch wenn du denkst, dafür müsstest du erst mal mehr verdienen.

Es wird niemals eine «günstige Zeit» zum Sparen kommen.

Wenn dein Einkommen steigt, werden auch deine Ausgaben zunehmen.

Ich war mit dem Auto unterwegs, um zu predigen. Wegen Bauarbeiten kam es auf der Autobahn zu einer Verengung. Auf der Seite standen diese roten Pfähle als Abgrenzung. Ich überholte gerade einen Lastwagen, als dieser ausscherte. Es wurde eng. Ich habe nur noch nach vorne geschaut. Ich sah die Schnauze des Lastwagens auf der einen Seite und den roten Pfahl auf der anderen – und dass ich mich entweder für den Lastwagen oder den Pfahl entscheiden musste. Letzterer musste dran glauben. Es machte: «Sdasch!» Der Pfahl knallte voll gegen meinen Außenspiegel. Mit achtzig. Das macht einen Riesenkrach. Ohne Kohl! Alles fliegt weg. Ich lästerte lauthals über den Lastwagen: «Du, du ... Schrottbüchsenschlauch!», und fuhr weiter.

Es wäre mir nicht in den Sinn gekommen, am 1. Januar zu meiner Frau zu sagen: «Im März wird ein dämlicher Lastwagen mich in die Enge treiben und dabei den Außenspiegel wegschlagen, darum lass uns 600 Franken für den Außenspiegel zur Seite legen.»

Hätten meine Frau und ich nicht gespart, hätte uns dieser Außenspiegel in die Schuldenfalle getrieben.

Es gibt immer Unvorhergesehenes.

Meine Frau kam an einem Donnerstagmorgen nach Hause und sagte zu mir: «Es geht mir nicht gut!» – «Was hast du?» – «Mein Zahn ist abgebrochen.» – «Easy, Baby, das kann passieren; das nennt man Zerfall!»

Ich habe nicht budgetiert: Zahnzerfall. Aber Sparen hilft dir für ganz spezielle Momente in deinem Leben, damit du nicht in die Schuldenfalle tappst.

Noch einmal: Boas hatte die Möglichkeit, dank seinem Ersparten Ruth aus ihrer Misere zu erlösen. Er kann ihre Angelegenheiten auch finanziell übernehmen. Er kann die Folgekosten tragen.

Eventuell wirst du einen Partner heiraten, der Schulden hat, geschieden ist, schon Kinder hat. Baue jetzt Finanzen auf, die über dich hinausgehen. Werde ein Boas für jemanden.

Mein Ziel ist es: Noch im Alter sollen Menschen von meinem Geld profitieren.

Bevor Ruth und Boas heirateten, hatten sie ihr Budget, ihre Finanzen unter Kontrolle. Mach es wie sie, und die Finanzen können auch in deinem Leben etwas Wunderbares werden.

PREDIGER 6,9 *Sei zufrieden mit dem, was du hast, und verlange nicht ständig nach mehr, denn das ist vergebliche Mühe – so als wolltest du den Wind einfangen. (Hfa)*

07

KAPITEL 7

HEIRATEN: Wir trauen uns

Die vierjährige Susi hatte gerade zum ersten Mal in ihrem Leben die Geschichte von Schneewittchen und den sieben Zwergen gehört. Sie konnte kaum das Ende des Kindergartenmorgens abwarten, um ihrer Mutter davon zu erzählen. Voller Aufregung berichtete sie ihr davon. Nachdem sie erzählt hatte, wie der Prinz auf seinem schönen weißen Pferd zurückgekehrt war und Schneewittchen durch einen Kuss wieder zum Leben erweckt hatte, fragte Susi laut: «Und weißt du, was dann geschah?» – «Ja», antwortete ihre Mutter, «sie lebten glücklich und zufrieden bis an ihr Ende.» – «Nein», antwortete Susi mit einem Stirnrunzeln, «sie heirateten ...»

Mit kindhafter Unschuld hatte dieses kleine Mädchen eine tiefe Wahrheit ausgesprochen, ohne sich dessen bewusst zu sein. Heiraten und Glück sind nicht unbedingt dasselbe.

Die romantische Idee, dass es einen Richtigen gibt, den du nur finden musst, und dass dann das Glück auf Dauer garantiert ist, macht seit Jahrhunderten Menschen nur eins: unglücklich! Kommt erschwerend hinzu, dass viele Paare aus schlechten, zweitklassigen Gründen heiraten.

1. ACHT SCHLECHTE GRÜNDE, WARUM VIELE HEIRATEN

- Äußere Erscheinung
- Gute Gefühle (Romantik)
- Einsamkeit
- Flucht aus unglücklichen familiären Verhältnissen
- Rebellion gegen die Eltern
- Neubindung kurz nach einer gescheiterten Beziehung, um ein Vakuum zu füllen
- Schwangerschaft
- Schuld und Mitleid

Die meisten Beziehungsprobleme sind gar keine solchen; es sind vielmehr Identitätsprobleme. Wenn wir Gottes Sicht verlieren, verlieren wir die Sicht über uns selber. Und wir konzentrieren uns nur noch auf das, was wir sehen oder mit unseren Eltern erlebt haben in Bezug aufs Heiraten.

- Findest du deine Eltern schnuckelig, cool und zum Anbeißen?
- Würdest du gerne eine Frau heiraten, die so ist wie deine Mutter?
- Würdest du gerne einen Mann heiraten, der so ist wie dein Vater?

Achtzig Prozent aller Frauen und Männer wählen einen Partner, der ähnlich ist wie der entsprechende Elternteil.

Das Problem dabei ist, dass viele junge Paare die Ehe ihrer Eltern haben scheitern sehen. Eltern, die in die Kirche gegangen sind, gebetet und große Visionen gehabt haben – und plötzlich brach diese christliche Familie auseinander.

In dir entsteht ein Gefühl, dass du nicht mehr an funktionierende Ehen glaubst, die bis ans Lebensende halten. Deshalb sagst du: «Ich heirate nicht. Ich teste aus. Falls wir in dreißig Jahren immer noch zusammen sind, dann sagen wir: ‹Doch, ja, wir sind ein Paar.›» Deshalb ist es heute schwer in Mode, ohne Trauschein zusammenzuleben.

Es wird immer argumentiert, dass man zur Ehe keinen Vertrag brauche. Es genüge, sich einfach zu lieben und gegenseitig die Treue zu versprechen. Aber das ist ganz und gar nicht Gottes Art und Weise, wie er einen Bund schließt. Gott hat Bünde immer in Form von bestimmten Handlungen geschlossen. Damals war es zum Beispiel üblich, einen Bund zu schließen, indem man ein Tier in der Mitte zerteilte und zwischen den beiden Hälften hindurchging. Dies machte Gott mit Abraham so (siehe 1. Mose 15,10–17).

Auch bei der Eheschließung sehen wir, dass bestimmte Förmlichkeiten eingehalten wurden:

- Die Ehe wurde damals nicht von den Partnern, sondern von den Eltern angebahnt (1. Mose 24,2–5).
- Die Eltern wurden **zuerst** gefragt (1. Mose 24,49–51).
- Der Braut **und** deren Eltern wurden Brautgeschenke gemacht (1. Mose 24, 53).
- Es war üblich, dass Braut und Bräutigam sich vor der Hochzeit nicht sahen und dass sich die Braut verschleierte (1. Mose 24,65).

- Zur Scheidung wurde ein Scheidebrief aufgesetzt (5. Mose 24,1). Auch wenn man es nicht explizit in der Bibel nachlesen kann, ist es durchaus naheliegend, dass die Ehe, wenn sie in dieser Form schriftlich beendet wurde, vorher auch in ähnlicher Form besiegelt worden war.
- Die Ehe wurde öffentlich geschlossen.

Dass diese Art von Eheschließung für viele Menschen mit Schwierigkeiten verbunden war, ist kein Geheimnis. Aber was mir dabei gefällt: Ein Paar stolperte nicht Hals über Kopf in die Ehe.

Der Trend zum Konkubinat ist ein Trend, den ich nicht so trendy finde. Ich sage dir hier und heute: Heiraten ist nicht gefährlich!

«Bei der Liebe wird man von einem Pfeil getroffen. Alles, was danach kommt, sollte aber nicht mehr wehtun!»

(Kinderspruch)

Was dir am meisten wehtut, ist: dich zu verlieben.

Ich glaube an die Ehe.
Ich glaube an «für immer».
Ich glaube an Glück mit einer Frau.
Ich glaube an endlose Leidenschaft.
Ich glaube, dass dies alles mit der Hilfe Gottes möglich ist.
Ja, mit Gottes Hilfe.

Das Buch Ruth bestärkt meinen Glauben an die ewige Liebe. Ruth ist eine außergewöhnliche Frau. Sie sagte zu Boas:

RUTH 3,9 *«Breite dein Gewand über mich aus als Zeichen dafür, dass du mich heiraten wirst.» (Hfa)*

Ruth stieg deftig ein: «Wenn ich eine Freundschaft anfange, dann heirate ich auch.»

Wenn du verliebt bist, kommt der Punkt in deinem Leben, wo du der Frau oder dem Mann ein gutes Angebot machst.

Doch woher wissen wir, ob wir wirklich zusammengehören? Bin ich dabei, einen fürchterlichen Fehler zu begehen? Sollen wir trotz Zweifeln heiraten?

Wichtige Fragen. Fühlen wir ihnen auf den Zahn und beginnen mit einem kleinen Test.

2. DER LIEBESTEST

In den sechs Monaten unserer Freundschaftszeit bis zur Verlobung unternahmen Susanna und ich viel zusammen und stellten uns die folgenden Fragen, um uns möglichst gut kennenzulernen.

Unser Liebestest:

- Möchte ich den Rest meines Lebens mit Susanna/Leo verbringen?
- Schöpfen wir Kraft aus unserer Liebe, oder zehrt diese Beziehung an unseren Kräften?
- Achte ich Susanna/Leo?
- Akzeptiere ich Susanna/Leo, wie sie/er ist?
- Haben wir gemeinsame Interessen, die eine Grundlage für eine lebenslange Freundschaft bilden?

Die sechs Monate brachten uns glasklarste Klarheit. Der Abend kam, an dem ich ihr einen Heiratsantrag machte.

Lieber Mann, diesen Moment darfst du nicht versauen! Den Antrag kannst du nur einmal machen. Ihm fehlt die Repeat-Taste. Deshalb: Bereite dich gut vor, denn wer gut vorbereitet ist, kann spontan sein.

Ich hatte sagen hören, dass Frauen Kerzen mögen. Wenn du jetzt an dein Auto denkst, bist du noch nicht reif für einen Antrag. Kerzen, die brennen. Nicht Kerzen, die zünden. Auch nicht zehn Kerzen. Nein. Ein Kerzenmeer.

Ich habe an jedem freien Platz eine Kerze aufgestellt. Ich habe sie alle angezündet. Fire! Ich fühlte mich männlich; ich war der Herr der Flammen.

Nach gefühlten drei Tagen und Nächten war ich so weit. Ich bat Susanna in den Raum. Ihre Augen funkelten und leuchteten. Der Zauber wirkte schon. Es lief gut. Ich packte die Gitarre. Ich stellte mich mitten ins Kerzenmeer. Ich war der Vorreiter von Justin Bieber. Ich sang. Ohne Stimmbruch. Ich legte einen Riesenhit aufs Parkett. Ich packte die Gitarre zur Seite. Ich kniete mich vor meine Geliebte hin. Ich kann extrem gut knien. Ich setzte meinen Killer-Hundeblick auf, mit dem ich sie schon ein paarmal zum Schmelzen gebracht hatte, und hauchte mit extrem viel Luft: «Möchtest du meine Frau werden? Spezialangebot, nur für dich.»

Und dann kam das lange Warten. Was würde sie antworten?

«Ja, ich will», erlöste mich Susanna.

Und dann habe ich sie geküsst. Auch ungefähr drei Tage und Nächte.

Als ich sie küsste, machte es: «Ping, peng, päng, pong, pung, pöng!» Das war außerplanmäßig. Meine Lippen entsaugten sich unter eingereichtem Protest vom Mund Susannas. Ich schaute in die Richtung, woher die Geräusche kamen, und sah gerade noch, wie es die letzte Seite von der Gitarre riss und der Gitarrenhals brannte. Die Gitarre lag zu nahe an den Kerzen. Das Feuer der Liebe war entbrannt. Im wahrsten Sinne des Wortes.

Das war ein Moment! Spannender als im Film. Perfekt vorbereitet. Und spontan. So, wie es sein muss.

Die verkohlte Gitarre habe ich Mark, einem Kollegen, geschenkt: «Du, die bringt dir sicher Glück.»

Wenn ich ganz ehrlich bin, hatte ich auch mit Zweifeln und Fragen zu kämpfen. «Ja, aber, äh, hey, was ist, wenn ich sie heirate, und nach einem Jahr finde ich heraus, Gott, die ist ja gar nicht so krass! Die ist nicht top, eher ein wenig flop. Gott, kann ich sie wieder zurückbringen und mich anstellen und eine neue holen?» Du weißt haargenau, dass das nicht geht.

Lass uns deshalb tiefer graben und dazu Ruth konsultieren.

3. GEDANKEN AN DIE VERLOBUNG

Ruth suchte auf der Überholspur die Verlobung.

Die Verlobung hat ihren Ursprung im Brautkauf. Der Mann ging auf Brautschau. Wurde er fündig, verhandelte er mit dem Vater der Zukünftigen die Mitgift. Die erwählte Braut hatte kein Mitspracherecht, sie wurde ja «gekauft». Früher war doch nicht alles besser. Deshalb mach es heute doch besser so:

4. BITTE UM DIE HAND DEINER BRAUT

RUTH 3,18 *Noomi machte ihr Mut: «Warte jetzt einfach ab, wie es sich entwickelt. Dieser Mann wird nicht eher ruhen, bis er alles zu Ende gebracht hat – ganz sicher wird es noch heute geschehen!» (Hfa)*

Noomi sagte zu Ruth: «Du hast meinen Segen, Mädchen, heirate diesen Prachtkerl.»

Ich denke, du solltest bei einer Verlobung drei Personen fragen.

1. Frage zuerst die Person, die du heiraten möchtest: «Willst du mich?» Diese Frage ist nicht ganz unbedeutend. Es ist schön, wenn die Person, die du heiraten willst, dich auch will. Finde ich.
2. Frage deine Mutter und deinen Vater. Ich habe meine Mutter gefragt: «Du, Mom, was denkst du über Susanna, die ich schaurig gerne heiraten möchte?» Ohne mit der Wimper zu zucken, schallte es zurück: «Nimm sie, sie ist eine Wucht.» – «Was meinst du damit?» – «Deine Ex-Freundin – zum Glück hast du sie nicht geheiratet. Nicht dass sie schlecht wäre, sie ist auch eine gute Frau, aber ihr hättet hinten und vorne nicht zusammengepasst. Susanna ist die Richtige, Junge, und jetzt fahr das Heu nach Hause!» Dies war der elterliche Segen. Meine Mutter segnete mich. Und der Friede blieb im Haus.
3. Dann habe ich auch die Eltern von Susanna gefragt. Ich war 21 Jahre jung, sie auch. Wir hätten beide sagen können: «Das ist unsere Entscheidung, das geht die Alten nichts an, die haben ‹Ja› zu sagen und sollen gefälligst den Hochzeitswein sponsern!»

Aber ich habe inzwischen selber zwei Kinder. Du fütterst sie durch, du wechselst ihre Windeln, du investierst dein ganzes Hab und Gut, ja dein Leben in sie. Ich sage dir: Du raubst dem Vater die Ehre, wenn du nicht um die Hand seiner Tochter anhältst. Es ist für einen Vater ein überwältigendes Gefühl, das Größte, wenn er gefragt wird.

Wir waren also bei Susannas Eltern. Susanna machte gleich mächtig Dampf: «Setzt euch, wir haben etwas zu erzählen!»

Sie setzten sich und wussten augenblicklich: «Jetzt kommt was. Entweder sie ist schwanger, oder ...»

Susanna unterbrach die Gedanken ihrer Eltern: «Leo möchte euch etwas fragen!»

Ich fragte ihren Vater: «Kurt, ich würde gerne deine Tochter heiraten. Kann ich sie haben?»

Großzügig, wie er ist, sagte er: «Jaaa!»

Als moderner junger Mann nahm ich nun ihre Mutter ins Visier: «Und du gibst sie mir auch?»

Sie öffnete den Mund und sagte – nichts.

Ich versuchte es noch einmal: «Gibst du mir den Segen?»

Sie öffnete den Mund und sagte – nichts.

Den ganzen Abend saß sie mit offenem Mund da und sagte – nichts.

Ganz am Schluss aber entfuhren ihr acht Wörter: «Seid ihr nicht beide noch ein bisschen jung?» Dann saß sie wieder mit offenem Mund da. Schockzustand.

Aber: Ich habe sie gefragt. Das ist eine Frage des Anstandes, der Würde und des Respekts. Den Schwiegervater zu fragen, ob er dir seine Tochter geben will, ist nicht easy, das braucht wirklich Eier. Aber der Moment, wenn du den Segen der Schwiegereltern hast, das ist Weihnachten, Ostern, Himmelfahrt, Pfingsten und sogar noch Nikolaustag zusammen.

Auch Noomi hat Ruth ihren Segen gegeben.

5. ZELEBRIERE DEINE VERLOBUNG

Meine «Frau» und ich haben anschließend ans «Elternverhör» Ringe gekauft. Eine Woche vor der Verlobung veranstalteten wir ein Probetragen; sie sollten sich an unsere Finger akklimatisieren. Dummerweise haben wir dann in der Eile des Gefechts vergessen, sie wieder auszuziehen.

Wir fuhren in Buchs in die Migros, prompt kam uns meine Ex-Freundin entgegen. Ich versteckte meine Hand in der Hosentasche und sagte: «Hoi!», und Susanna hielt die Hand hinter den Rücken. Das sah alles sehr natürlich aus. So natürlich wie der Zucker in Cola Zero. Aber wir wollten die Katze noch nicht aus dem Sack lassen. Der Ring ist etwas, das du zelebrierst. Egal, ob du den beim Trödler gekauft oder dein gesamtes Vermögen bei Swarovski gelassen hast.

Die Verlobung hat für mich vier Aspekte:

A) UNTER VIER AUGEN

Susanna und ich haben zu zweit eine Reise unternommen und haben uns dort verlobt. Für uns war wichtig, bei der Verlobung Gott ein Gelübde abzuliefern: «Ich, Leo, und ich, Susanna, wir wollen unser ganzes Leben dir hundertprozentig zur Verfügung stellen.» Ganz nach dem Motto:

JOSUA 24,15 *«Ich aber und meine Familie, wir wollen dem Herrn dienen.» (Hfa)*

Dies war und ist für mich die Grundlage unserer Ehe und unserer Familie, dass wir ansatzlos, leidenschaftlich und «on fire» Jesus nachfolgen wollen.

Es gibt viele, die leidenschaftlich on fire für Jesus sind. Sie heiraten, sie bekommen Kinder, sie kaufen ein Haus, und ihre Leidenschaft für Jesus stürzt ab: «Ja, weißt du, als ich noch jung war, da war ich auch noch on fire! ...»

Ich möchte bis ans Ende meines Lebens on fire bleiben. Deshalb berühren mich Menschen wie Billy Graham, Männer und Frauen im besten, reifen Alter, die voll on fire und im Saft für Jesus sind, zutiefst! Das sind alles Leute, die haben richtig schön Stoff im Hintern. Ich liebe das!

Wir haben bei unserer Verlobung festgelegt: «Gott, wir möchten noch mit 70 krass drauf sein für dich.» Es ging uns nicht darum: «Hauptsache, wir haben es gut und schön», sondern: «Jesus, wir wollen unsere Ehe so leben, damit du, Jesus, ‹voll guzzi› zu Ehren kommst!»

B) IM FAMILIENKREIS

Dann haben wir unsere Familien eingeladen, Vatis und Muttis, alle zusammen an einem Tisch. Sie sahen sich zum ersten Mal. Ein schöner Moment. Meine Eltern sind ganz einfache Bauern, und Susannas Eltern sind mondäne Geschäftsleute. Das war Comedy. Aber ich sag's euch, ich habe vor diesem Treffen fünf Liter Schweiß verloren.

C) IM FREUNDESKREIS

Wir haben unsere Freunde zu einem sensationellen Apéro eingeladen. Es gab Bier und Cola. Mehr hat die Brieftasche nicht hergegeben. Aber immerhin.

D) IN DER KIRCHE

Schön ist auch, die Kirche am Ereignis teilhaben zu lassen. Macht ein Verlobungsfest in der Smallgroup oder wo auch immer. Schließlich verlobt man sich nicht alle Tage, und man muss die Feste feiern, wie sie fallen.

Dem eigentlichen Verlobungsakt folgen verschiedene Phasen, die wir nun genauer unter die Lupe nehmen.

6. DIE PHASEN DER VERLOBUNGSZEIT

A) DIE TRAUMPHASE

In der Traumphase denkst du: «Wow, wir werden heiraten!» Susanna und ich wussten, dass wir in einem Jahr heiraten werden. Spannende Fragen tauchten auf: «Wo heiraten wir? Was für ein Kleid trägst du? Trägst du Fliege oder Krawatte? Wen laden wir ein? Wo werden wir wohnen? Wohin fahren wir in die Flitterwochen? Wie viele Kinder werden wir haben? Wie viel Geld werden wir verdienen?» Du träumst, du schmiedest Pläne und bist begeistert von allem und jedem. «Schatz, Tante Gerda hat zugesagt!» – «So cool! Ähh, wer ist Tante Gerda?»

Diese Phase zeichnet sich dadurch aus, dass man der Überzeugung ist, es anders und auf alle Fälle besser zu machen als die Eltern. Die Probleme der Welt kümmern einen herzlich wenig. Man ist vor allem mit sich und dem Gegenüber beschäftigt.

Auf die rosa gefärbte Zeit folgt ...

B) DIE ERNÜCHTERUNGSPHASE

Nachdem die Anfangsfreude ein wenig in den Hintergrund gerutscht ist, sind viele Fragen, die am Anfang noch spannend waren, immer noch offen und müssen unter Zeitdruck nun geklärt werden. «Was wollen wir jetzt an der Hochzeit essen?» – «Mir egal!», antwortet er. – Sie ist überzeugte Vegetarierin: «Nun gut, in dem Fall entscheide ich mich für den sautierten Lauch auf mit Lauch garniertem Lauchmousse, hmm, fein!» – «Moment», meldet sich der Bräutigam, «wir servieren unseren Gästen an meiner Hochzeit garantiert ein leckeres Stück Fleisch.» – «Aber du hast doch gesagt, es sei dir egal.» – «Da wusste ich noch nicht, dass du Lauch bestellst.»

Du realisierst, dass du schon bei der Menüwahl Probleme hast.

Meine Frau liebt Gourmet-Gemüse-Essen, und ich liebe Bauernessen.

Unsere Rettung war Fondue Chinoise. Das ist Gourmet und befriedigte gleichzeitig meinen angereisten Stamm. Die meisten meiner Verwandten sind Bauern, sie wollen beim Essen mitarbeiten. Beim Fondue konnten sie mit anpacken und das Fleisch auf die Gabel laden. Das waren sie vom Heu gewohnt.

Die gleichen Fragen wie in der Traumphase tauchen auf. «Wo werden wir wohnen? Was arbeitest du? In welche Kirche werden wir gehen?» Plötzlich bist du nicht gleicher Meinung. Und die spannenden Fragen werden zu mühsamen Fragen. Du bist ernüchtert: «Wieso tut die jetzt so schwierig – oder er?»

Auf die Ernüchterung folgt ...

C) DIE WACHSTUMSPHASE

Genau in den Momenten, wo man sich nicht einig ist, lernst du den anderen kennen. Wenn du durch diese Momente hindurchgehst, wächst du in deinen Charaktereigenschaften – und mit dir die Beziehung mit deinem Partner.

Habt ihr das überstanden, folgt der Knaller:

D) DIE PANIKPHASE

Einen Monat vor der Hochzeit denkst du: «Noch vier Wochen? Vier?!? Können wir die Verlobungszeit nicht noch etwas verlängern? Nur ein klitzeklein wenig strecken?» Der Schweiß rinnt dir zwischen die Pobacken. Nachts wachst du auf und schreist nach deiner Mutter.

Und dann überlegst du dir plötzlich: «Was ist, wenn Gott noch etwas Besseres vorbereitet hat für mich, und ich habe es nicht gecheckt? Was, wenn Gott will, dass ich noch für eine Zeit Single bin? Dann könnte ich mich ganz für sein Reich investieren! Vielleicht will er doch das Mönchsgelübde von mir? Alles nur für den Herrn – ich glaube, ich habe die Gabe der Singleness!»

All deine Fragen und Gedanken kommen so massiv über dich, und du wirst von Angst und Panik erschlagen und hast keine Ahnung, woher diese Gefühle kommen.

Keine Panik in der Panikphase. Sie ist gesund wie eine Gurke, weil du dabei deine Gedanken hinterfragst und dein Herz prüfst.

E) DIE «JA-FÜR-IMMER-PHASE»

Wenn du durch die Panikphase hindurch bist, kommst du in die «Ja-für-immer-Phase»: «Yes, ich bin durch! Jetzt ziehe ich es durch, jetzt nehme ich sie und fahre das Heu nach Hause.»

Du bist ready, den Hafen der Ehe anzusteuern. Well done!

7. DIE HOCHZEIT

Im Alten Testament heißt es immer (jetzt in meinen Worten): «Er sah sie, nahm sie nach Hause, schlief mit ihr, und es kamen Kinder und Kinder und Kinder und Kinder ...» (In der Bibel steht statt «Er schlief mit ihr» oft: «Er erkannte sie.»)

Ganz einfach, oder? Wenn ein Jude oder eine Jüdin das lesen, sehen sie immer eine vierfache Strategie dahinter. Im Judentum und auch im Neuen Testament hat man in vier Schritten geheiratet.

Ich gebe dir in diesem Buch eine Vision. Die allerwenigsten hören oder lesen dies heute noch, denn jeder tut, was er gerade möchte und was für ihn «stimmt» und was er für gut hält.

Ich glaube an die folgenden vier Schritte, die uns die Bibel im Alten wie im Neuen Testament lehrt und die auch das Buch Ruth so vermittelt.

A) STANDESAMTLICHE TRAUUNG: DIE JURISTISCHE EBENE

Es ist der allererste Schritt, den ich gehe. Ich schenke dem Staat meine Unterschrift.

RUTH 4,9 *[Boas] wandte sich an die Ältesten von Bethlehem und an die übrigen Versammelten: «Ihr seid heute meine Zeugen, dass ich von Noomi alles erworben habe, was ihrem Mann Elimelech und seinen Söhnen Kiljon und Machlon gehörte.» (Hfa)*

Zunächst geht ihr aufs Standesamt und setzt dort eure Unterschrift aufs Papier. Dies haben meine Frau und ich zwei Tage vor der Hochzeit getan. Wir wussten: Dies ist juristisch vor dem Staat wichtig. Danach haben wir weder zusammen gewohnt, noch hatten wir Sex miteinander.

B) KIRCHLICHE TRAUUNG: DIE GEISTLICHE EBENE

RUTH 4,13 *So wurde Ruth Boas' Frau. (Hfa)*

Eine Hochzeit in der Kirche bedeutet, dass ihr vor euren Eltern, vor euren Verwandten, vor euren Freunden, vor euren Kollegen, vor euren Zuschauern, die dabei sind, und vor Gott und selbst vor dem Widersacher öffentlich sagt: «Wir möchten einen Bund eingehen, und Gott, du bist unser Zeuge, dass wir einander treu sein werden bis ans Lebensende.»

Und wenn ihr einen Bund macht vor Gott, löst ihn Gott nicht mehr auf. Deshalb hat die kirchliche Trauung eine so immense Bedeutung in eurem Leben.

C) FLITTERWOCHEN: DIE KÖRPERLICHE EBENE

RUTH 4,13 *Boas schlief mit Ruth, und der Herr ließ sie schwanger werden. (Hfa)*

Gott hatte seine Hand drin. Im Englischen klingt es noch krasser, das möchte ich euch vorlesen: «*When he made love to her …*»[4] Schöööööön! Englisch bringt es einfach auf den Punkt!

Also, meine Damen und Herren, die Flitterwochen sind der Sex-Teil. Es gibt Unzählige, die Sex haben vor der zivilen Trauung, vor der kirchli-

[4] *Today's New International Version*

chen Hochzeit. Ich garantiere dir in diesem Fall: Eure Flitterwochen werden nur noch halb so schön sein.

Ich freute mich unbändig auf die Flitterwochen. Ich konnte es kaum erwarten. Ich habe zum Pfarrer gesagt: «Du musst nicht lange predigen.» Ich habe zu den Brautführern gesagt: «Das Fest muss nicht lange gehen.» Ich sagte zu den Gästen: «Ihr müsst mir nicht gratulieren; ihr könnt das in zwei Wochen tun. Ich habe es eilig! Wie der Nikolaus: Ich muss meinen Sack leeren.»

Ich will ehrlich sein zu euch. Ich habe einen Fehler gemacht. Wir hatten nicht viel Geld, deshalb sind wir mit dem Zelt in die Flitterwochen gefahren. Zelte haben dünne Wände.

Wir waren oben in Schweden. Nach dem Mittagessen sagte meine Frau: «Du, es wäre wieder an der Zeit, sonst kriegen wir unsere fünf Mal nicht hin.»

Wir hüpften ins Zelt, und als wir fertig waren, sagte ich zu meiner Frau: «Hörst du das auch?» Neben uns war jemand daran, sein Geschirr abzuwaschen. Ich hörte alles, was die Person abwusch: Teller, Messer, Löffel, kleine Löffelchen. Alles ganz genau. Meine Frau sagte: «Ja, was ist der Punkt?» – «Wenn ich das Löffelchen, die Gabel, das Messer, den Teller, das Weinglas, das Bierglas höre, detailgenau, haben die Leute auch detailgenau gehört, was wir hier gemacht haben.» – Sagt meine Frau: «Ja und?» – «Was, ja und?» – «Ja, hier oben sprechen die Schwedisch, die verstehen eh kein Schweizerdeutsch.»

Schweizerdeutsch hin oder her, überleg dir das nochmals mit dem Zelt.

Ich möchte dir wirklich eine Vision geben. Ich weiß, es ist eine Vision, die man nicht mehr oft hört: Heb dir den Sex für die Flitterwochen auf, für etwas ganz Besonderes im Leben.

Zurück zu Ruth: Sie haben zuerst Ziviltrauung gemacht vor den Ältesten, anschließend hat man «Ja» gesagt vor der Gemeinde, und dann wurde gefeiert, bis sich die Balken bogen.

Im Judentum feierte man sieben Tage lang Hochzeit. Sex war weder die Ehe an sich, noch wurde eine Ehe durch Geschlechtsverkehr geschlossen. Sex ist Teil der Ehe, so wie ein Rad Teil eines Autos ist:

- Ein Auto ohne Räder ist kein vollständiges Auto.
- Räder alleine machen noch kein Auto.
- Ein Rad alleine ohne Auto macht für sich genommen überhaupt keinen Sinn und hat losgelöst von einem Gefährt überhaupt keine Existenzberechtigung.

So ist es auch beim Geschlechtsverkehr.

- Eine Ehe ohne Sex ist keine vollständige Ehe.
- Sex alleine macht noch keine Ehe.
- Geschlechtsverkehr losgelöst von einer Ehe hat keine Existenzberechtigung.

Leider wird heute genau umgekehrt zur göttlichen Vorstellung vorgegangen. Man geht erst zusammen ins Bett, verlässt dann die Eltern und gründet schließlich einen gemeinsamen Haushalt und vielleicht – wenn einem mal irgendwann danach ist – wird dann noch geheiratet, als letztes Sahnehäubchen des Glücks. Ein trauriges Häubchen.

D) WOHNUNG: DIE SEELISCHE EBENE

Nach den Flitterwochen beginnt das Leben in der gemeinsamen Wohnung; dies ist die seelische Ebene.

RUTH 4,13–14 *Als sie einen Sohn zur Welt brachte, [für ein Kind brauchst du einen Ort, wo du es hinlegen kannst], sagten die Frauen von Bethlehem zu Noomi: «Gelobt sei der Herr! Er hat dir mit diesem Kind jemanden gegeben, der für dich sorgen wird.» (Hfa)*

Wenn man diese vier Ebenen von Ziviltrauung, Kirche («Ja» vor Gott), Flitterwochen und zusammen wohnen anschaut, ist die Reihenfolge klar wie klare Brühe. So hat man laut Gott geheiratet. Und heute? Da wird kreuz und quer munter drauflos gemixt. Und viel zu oft geht es in die Hose. Schade.

Die einen sagen: «Weißt du, wir wohnen jetzt schon zusammen, es kommt für uns günstiger.» Ich sage: Geld ist keine Vision. Geld ist zum

Brauchen da. Das Geld darf deine Vision und das, wofür du leben möchtest, nicht bestimmen.

Dann gibt es Menschen, die ein Jahr vor der kirchlichen Trauung zivil heiraten und sagen: «Weißt du, wir heiraten dann, wenn es uns passt, wenn's schön ist, ein Jahr später.» Das ist so meilenweit auseinander, das leuchtet mir nicht ein, und ich kann eigentlich weit vorausdenken.

Du sagst: Der Leo ist gesetzlich. Ich sage: Wenn wir die Bibel ernst nehmen und Gott uns ein Prinzip gibt, dann kreiert Gott dieses Prinzip, weil es für mich und dich das Allerbeste ist. Sich in Geduld üben ist großartig. Und was sind schon achtzehn Monate Wartezeit? Danach bist du für hundert Jahre geladen. Wie cool!

Was ist deine Geschichte? Hast du Bindungsängste? Nicht zu heiraten ist nicht die Lösung deiner Probleme, auch nicht das Konkubinat.

Lass dich vielmehr von der Vision einer göttlichen Eheschließung leiten und beeindrucken.

Es ist höchste Zeit, dass Jesus dir diese Angst, dich zu binden und für immer «Ja» zu sagen, wegnimmt. Und wenn du merkst, dass du eine andere Reihenfolge eingeschlagen hast – nun, es gibt immer auch einen Moment, wo man Dinge korrigieren und optimieren kann.

Ich wünsche mir, dass dein Leben zu einer Erbfolge werden darf. Denn am Schluss des Buches Ruth heißt es: *Obed wurde der Vater Isais, und dessen Sohn war König David* – die Geschichte endet also mit dem Stammbaum von Jesus.

Wenn wir heute einen Stammbaum lesen, denken wir immer: weiterblättern, langweilig. Auch das Neue Testament beginnt kapitelweise mit einem Stammbaum. Weißt du, warum? Das jüdische Denken geht nicht nur bis zur Nasenspitze. Die Juden dachten immer drei bis vier Generationen weiter. Sie wollten, dass der Segen Gottes weitergeht. Das ist jetzt sehr tief. Leider haben die meisten Menschen in Westeuropa verlernt, längerfristig zu denken, und sie denken nur an ihre kurzfristige Befriedigung. Von Tiefgang ganz zu schweigen. Ich will, dass du ein cooles Leben hast, auch deine Kinder und Kindeskinder und Kindeskindeskinder und Kindeskindeskindeskinder, dein ganzer Stammbaum. Deine Linie soll gesegnet sein. Gesegnet, weil du die Gebote und Prinzipien Gottes ernst genommen hast.

Ich möchte dich einladen, mit mir zu beten: «Ich möchte dir danke sagen, Jesus, für die Geschichte von Ruth und Boas; eine Geschichte, die so viel Hoffnung gibt. Gott, du hast deine Hand im Spiel gehabt, dass Ruth und Boas sich gefunden haben, und ich möchte genauso mein Leben nochmals ganz neu in deine Hände legen. Und ich möchte, dass du in mein Leben eingreifst und mir hilfst, konkrete Schritte zu gehen.»

08

KAPITEL 8

SEXUALITÄT: Gottes geniale Idee

Die ersten Ehemonate leben vom Flitterwocheneffekt. Im Frühling einer Ehe, wenn die Bettwäsche noch frisch ist, knistert es mächtig im Gebälk. Die ganz großen Gefühle. Der prickelnde Sex. Egal, wie gut es schon läuft oder auch nicht. Es ist unheimlich spannend und erregend.

Marc, frisch vermählt, sagte zu mir: «Leo, ich bin nicht gut beim Sex, aber ich habe es unheimlich gern.»

Sexualität ist ein Wunder Gottes. Ein Wunder, das auch Ruth und Boas erlebten.

RUTH 4,13 *So wurde Ruth Boas' Frau, er schlief mit ihr, und der Herr ließ sie schwanger werden. Als sie einen Sohn zur Welt brachte [...] (Hfa)*

Warum hat sich Gott Sex ausgedacht? Wir können drei Gründe ausmachen:

- zur Fortpflanzung – körperlicher Aspekt
- zum Vergnügen – seelischer Aspekt
- um Herzen zu testen – geistlicher Aspekt

Trotz dieses Wunders tauchen viele Fragen auf bezüglich Sexualität.

Noch nie in der Weltgeschichte wurde so viel über Sexualität geredet – und noch nie gab es so viele Probleme damit. Trotz der Aufklärung hat gemäß Statistik jeder Dritte von uns tierischen Stress damit. Einer der Stressfaktoren hat mit der unterschiedlichen Herkunft der Sexualpartner zu tun.

1. DEINE SEXGESCHICHTE

Ruth war Moabiterin. Sie wuchs in einer von Sex geprägten Gesellschaft auf. Zudem war sie, bevor sie Boas kennenlernte, zehn Jahre verheiratet gewesen.

Boas hingegen war vor Ruth noch nie mit einer Frau zusammen gewesen und ging als «Jungmann» in die Ehe. Zwei Extreme prallten aufeinander. Die Bibel sagt uns nicht detailliert, wie sie es im Bett hatten. Doch wir können davon ausgehen, dass ihre Vergangenheit bezüglich ihrer Sexualität die eine oder andere Herausforderung mit sich brachte.

Vielleicht wurdest du in deiner Kindheit oder Jugend missbraucht, und wenn dein Mann dich berührt, wirst du immer noch daran erinnert. Oder du hast jahrelang Pornos reingezogen, und noch heute siehst du diese Bilder vor dir, und du denkst, genauso müsse es sein.

Sexualität ist eine sehr sensible und heikle Sache. Oft braucht es ein Wunder und einen Neuanfang durch Jesus. Ich möchte dich ermutigen, hinzuschauen und deine Sexualität mutig anzugehen.

Behandle sie wie deine Haut:

- Ist deine Haut **verletzt**? Hol dir Hilfe, deine Wunde muss verarztet werden.
- Ist deine Haut **verschmutzt**? Reinige sie.
- Ist deine Haut **vertrocknet**? Deine Haut braucht eine Lotion. Lass dich wieder mal in den Arm nehmen.

2. LIEBESKILLER ADE

Es gilt: «Egal, wo und wie, es klappt immer und sofort!» Das haben wir ja schließlich im Fernsehen und in den schönen Kinofilmen gesehen. Tja, manchmal lügt ein Film. Das wusste ich.

Als wir in unsere Flitterwochen fuhren, sagte ich zu Susanna: «Lass uns völlig unverkrampft mit dem Sex umgehen. Wenn nicht alles sofort klappt, easy, wir haben alle Zeit der Welt und des Himmels. Und wir sind wie guter Wein, wir werden immer besser!» – «Amen», sagte sie, «gut gesprochen, Herr Pfarrer.»

PREDIGER 9,9 *Genieße das Leben mit der Frau, die du liebst […] (Hfa)*

Damit Sex ein Genuss sein kann, musst du einige komische Ideen über Bord werfen:

- **Unrealistische Erwartung**
  Es muss alles sofort, überall und immer klappen!

- **Unbelehrbare Einstellung**
  Die Frau sagt, dass sie gewisse Sexpraktiken abstoßen, doch er hört einfach nicht zu. Sie verschließt in der Folge ihr Herz und ist auch nicht mehr offen für gelebte, tolle Sexualität mit ihrem Mann.
- **Unversöhnliche Gesinnung**
  Der Mann sagt: «Wenn du nicht dies und das mit mir anstellst, ziehe ich mir Pornos rein und gehe in den Puff.»
  Die Frau sagt: «Solange du nicht das und das für mich machst, gibt's keinen Sex mehr.»
- **Unkontrollierte Leidenschaft**
  Sexsucht, Pornos, Internet usw.

Ich hatte ein sehr interessantes Gespräch mit meiner Frau, in dem es darum ging, woran man beim prickelnden Sexakt denkt.

Meine Frau erzählte mir, dass sie in diesen Momenten, wo sie ganz entspannt ist, den Tag durchdenkt, zum Beispiel das Ladies' Lounge-Meeting, die Kindergeburtstagsplanung usw.

Das war noch speziell, als sie mir das offenbarte. So gut war ich also im Bett, dass sie an den Kindergeburtstag dachte! Mein männliches Selbstwertgefühl war im Minusbereich.

Susanna offenbarte sich weiter. Sie wäre noch nie darauf gekommen, dass daran etwas falsch sein könnte, gefühlsmäßig an einem ganz andern Ort zu sein. Zum Beispiel ist es ihr auch immer wieder passiert, dass sie, entsprechend der Art, wie sich der Sex angefühlt hat, Bilder gesehen hat, wie zum Beispiel Tischdecken aus Laura-Ashley-Stoff oder gusseiserne Balkonstühle, manchmal waren es auch Korbstühle oder mal schwarze Stühle ... und sie hat sich dabei nichts Böses gedacht.

Vielleicht denkst du als Frau beim Sex an den Film, den du am Vorabend gesehen hast, oder an die wunderschön beschriebene Szene in dem Buch, das du gelesen hast, oder vielleicht sogar an den Typen, der dir gestern begegnet ist. Deine Gedanken sind irgendwo. Eigentlich schade, wenn nicht sogar ungesund.

Es ist von großer Wichtigkeit, unsere sexuelle Gedankenwelt sauber und rein zu halten. Eine hilfreiche Frage diesbezüglich ist:

Darf mein Mann oder meine Frau von gewissen Zuneigungen wissen, oder würde ihn bzw. sie das verletzen?

Wäre es nicht logisch, beim Geschlechtsakt mit den Gedanken voll beim Partner zu sein – der Frau/dem Mann deiner Träume? Und das auch nach zwanzig Jahren Ehe. Das ist *dein Moment* mit deinem Partner, das erlebt ihr zwei jetzt zusammen.

Diese Einsicht veränderte etwas in unseren Gefühlen, auch in dem, was wir beim Sex erleben. Es hat Nähe geschaffen anstatt Distanz, Einklang anstatt Entzug.

Es gibt ja noch andere Ebenen, zum Beispiel die geistliche. Manchen Menschen fällt es nicht schwer, sich geistlich besser zu fühlen als der Partner oder ihm sogar überlegen zu sein. Dabei hat der Partner vielleicht nur einen anderen Zugang zu Gott.

Irgendwann stellen sie fest, dass aber genau diese Gedanken nichts anderes als Distanz schaffen. Diese Distanz wiederum beeinflusst, ob wir uns eher hingezogen fühlen oder uns einander entziehen.

3. DU TÖRNST MICH AN

Als wir geheiratet haben, brachte meine Frau Unterwäsche mit, die mir ganz und gar nicht gefiel. So habe ich jedes Mal, wenn wir Sex hatten, ihre Unterwäsche zerrissen. Ich schlug so zwei Fliegen auf einen Streich. Es machte unsere Bettgeschichten prickelnd, und ich entledigte Susanna so ihrer Unterwäsche. Ich gab ihr zu verstehen, dass mir Unterwäsche sehr wichtig sei.

So kauften wir gemeinsam Unterwäsche ein, und das hat sich bis heute nicht geändert. Es ist nichts Falsches dabei. Falsch ist nur, wenn man nie über seine sexuellen Wünsche spricht. «Schatz, alles okay? Gefällt dir unser Sexleben?» – «Ja, alles super.» Und innerlich denkst du: «Unser Sexleben ist so spannend wie das von Biene Maja.»

1. KORINTHER 7,3–4 *Der Mann soll seine Frau nicht vernachlässigen, und die Frau soll sich ihrem Mann nicht entziehen, denn weder die Frau noch der Mann dürfen eigenmächtig über ihren Körper verfügen; sie gehören einander. (Hfa)*

Es ist Zeit, den Mund aufzumachen und mutig zu sein. Talk!

4. WAS MEINE SINNLICHEN BEDÜRFNISSE SIND

Diskutiert miteinander über die folgende Liste, die ihr gerne noch erweitern könnt:

- Durchschnittlich hätte ich am liebsten ... mal pro Woche Sex, und zwar am ...
- Am liebsten mag ich 1. Flirten, 2. Streicheln, 3. Petting, 4. Geschlechtsverkehr. Oder vielleicht auch: …
- Sexuelle Vorspiele finde ich besonders reizvoll, wenn ...
- Am schönsten finde ich Sex, wenn ...
- Dieser erotische Wunsch ging bisher noch nicht in Erfüllung: ...
- Bei diesen Punkten löscht es mir sexuell einfach meistens ziemlich ab: 1. Wäsche, 2. Geruch, 3. Stöhnen, 4. ...
- Mir liegt viel an 1. Reizwäsche, 2. Sauberkeit, 3. Romantik, 4. Aufmerksamkeit, 5. ...
- Im sexuellen Bereich habe ich folgende Probleme: ...
- Selbstbefriedigung mache ich, wenn ...
- So schütze ich mich vor der Gefahr eines Ehebruchs: ...
- Über sexuelle Fragen oder Probleme kann ich mit ... reden.
- Manchmal wünschte ich mir einfach ein bisschen mehr ...

5. KREATIVITÄT MACHT SPASS

Sex in denselben vier Wänden jahrein jahraus wird bocklangweilig. Liebe lebt, wenn sie belebt wird.

Und Action! Buche ein Hotel und arrangiere ein Double-Love-Creme-Weekend mit allem Drum und Dran.

Du kochst und isst nicht jeden Tag Ravioli. Du willst Variation in der Küche. Also, unbedingt auch in den Laken.

Und Action! Experimentiert zusammen mit diversen Orten, Zeiten und Stellungen.

Gott hat uns mit Millionen von Sensoren ausgestattet. Diese erogenen Zonen sind ganz heiß darauf, sensibilisiert zu werden.

Und Action! Entdecke den Reiz der Berührung und von Cremes auf der Haut.

Mama- und Papa-Sex ist so aufregend wie das Sexleben von Robinson Crusoe. Mache aus Mami wieder eine heiße Dame und aus Vati einen testosterongeladenen Hengst. Liebe zur Familie und zu den Kindern darf geschlechtliche Liebe mit dem Partner nicht ausschließen oder killen.

Und Action! Schaffe eine sinnliche Atmosphäre. Benütze eine erotische Sprache. Verwende Reizwäsche. Verführe.

Viel zu viele christliche Paare sind sexuell unflexibel und apathisch. Nullacht-fünfzehn-Geschlechtsverkehr scheint uns die einzig legitime und anständige Form sexueller Aktivität für reife Erwachsene zu sein.

Und Action! Besprich mit deinem Partner deine geheimen Fantasien. Tue dies an einem unverfänglichen Ort, wo lediglich Gedanken ausgetauscht werden, ohne dass sich der Partner unter Handlungsdruck fühlt.

HOHESLIED 1,2 *Komm und küss mich, küss mich immer wieder! Ich genieße deine Liebe mehr als den besten Wein. (Hfa)*

Ein Tipp für echte Kerle: Was deine Frau heute antörnt, findet sie morgen so aufregend wie deine Briefmarkensammlung.

6. ÜBUNG MACHT DEN MEISTER

Studien haben gezeigt, dass eine befriedigende Anpassung der sexuellen Beziehung beim durchschnittlichen Ehepaar ungefähr sechs Jahre dauert. Zwölf Prozent der Paare benötigen nur ein Jahr, und rund zehn Prozent brauchen zwanzig Jahre, um ein tolles Liebesleben zu entwickeln (Los Angeles Times, 1.6.1990).

SPRÜCHE 5,18–19 *Erfreue dich an deiner Frau, die du als junger Mann geheiratet hast. Bewundere ihre Schönheit und Anmut! Berausche dich immer wieder an ihren Brüsten und an der Liebe, die sie dir schenkt! (Hfa)*

Man sollte aufpassen, dass man Intimität nicht mit Intensität verwechselt. Intensität verblasst, wenn der Reiz des Neuen nicht mehr da ist; Intimität wird immer stärker, je länger man einen Menschen kennt. Echte Intimität bedeutet, das Herz eines Menschen kennenzulernen. Das erfordert Zeit. Viel Zeit.

Und dennoch gibt es gewaltige Unterschiede, wie oft und auf welche Weise jemand Sex haben möchte. Worin liegen die Gründe?

7. HORMONELLE VERDRAHTUNG

Biologische Unterschiede zwischen Mann und Frau sind offensichtlich. Es gibt so etwas wie eine geschlechtsspezifische Identität. Nicht Unisex, sondern Feminität und Maskulinität.

Die sexuelle Gefühlswelt einer Frau wird bildlich gesprochen von einer riesigen Schaltzentrale gelenkt. Da gibt es Tausende von Knöpfen, Reglern und ausschlagenden Zeigern. Äußerst komplex und fragil.

Der Mann hingegen hat bezüglich Sex einen einzigen Schalter – «on/off». That's it.

8. VISUELLE ORIENTIERUNG

Sexuelles Verlangen spielt sich im Sexzentrum des Hirns ab. Und dies funktioniert aufgrund der verschiedenen Hormone bei Mann und Frau völlig anders.

So muss die Frau, als das Geschlecht mit dem empfänglicheren Herzen, vor allem auf ihr Herz und ihre Gedanken achten, wenn sie will, dass sich Gottes Plan für ihre sexuelle und emotionelle Befriedigung bei ihr erfüllt. Wenn sie ihren Mann mit anderen Männern vergleicht, spielt sie ähnlich mit dem Feuer wie ein Mann, der anderen Frauen in den Ausschnitt schaut.

Schließt einen Pakt miteinander: dass sie ihn nicht verurteilen wird, weil seine Augen so leicht auf Wanderschaft gehen, und er sie nicht verurteilt, weil ihre Gefühle so leicht fremdgehen. Mit dieser bedingungslosen Liebe könnt ihr einander helfen, dass er seine Augen besser hüten wird – und sie ihr Herz.

9. KULTURELLE PRÄGUNG

Traditionell ist die biologische Identität des Mannes mit der Rolle des Initiators verknüpft worden. Tatsache ist: Die sexuellen Bedürfnisse des Mannes rangieren ganz oben auf seiner Skala. Ebenso klar ist, dass die meisten Männer große Mühe bekunden, mit ihren Frauen über ihre sexuellen Bedürfnisse zu reden! «Schatz ...» – «Was ist?» – «Hm, nichts.» Das nenn ich einen Dialog.

10. DIE DREI TOP-BEDÜRFNISSE DER FRAUEN

Männer und Frauen sind sehr unterschiedlich. Gott hat sie so gemacht. So haben wir auch sehr unterschiedliche Bedürfnisse, gerade was Sexualität anbelangt. Abteilung: Was Frauen wirklich wollen.

Meine Frau hat immer zu mir gesagt: «Du, warum bist du nicht zärtlich?» – Ich: «Ja, ich bin immer zärtlich, ich mache mit dir immer Sex.» – Sie: «Nein, nein, nein, nicht Sex, sondern Zärtlichkeit. Das heißt für mich, du kommst nach Hause und umarmst mich, zum Beispiel zwei Minuten, ohne dabei an noch mehr zu denken.»

Das ist für meine Frau wichtig, dass ich akzeptiere und begreife, dass sie meine beste Freundin ist. Und ich tue alles, was ich kann, ich investiere, was ich kann, damit es ihr so richtig gut geht.

A) DAS BEDÜRFNIS NACH ZÄRTLICHKEIT

Frauen haben grundsätzlich das größere Bedürfnis nach Zärtlichkeit. Sie wollen angefasst werden, sie strecken sich förmlich aus nach Berührungen. Es gibt viele Frauen, die genau dadurch verstehen, dass ihr Mann sie liebt.

Männer, schaut doch mal, wie eine Frau ihr Baby in den Arm nimmt und an ihrer Brust stillt! Die Frauen sind die Zärtlichkeit in Person. Wie sie ein Baby drücken und mit ihm schmusen – so sind sie! Sie haben ein nie endendes Bedürfnis nach Zärtlichkeit. «Schatz, nicht aufhören!» – «Ich kann nicht mehr.» – «Doch, du kannst. Du liebkost mich jetzt so lange, wie du letzte Nacht den Controller der Spielkonsole liebkost hast.»

B) DAS BEDÜRFNIS NACH VERSTÄNDNIS

Meine Frau möchte nichts anderes, als dass ich sie verstehe. Wenn sie weint, möchte sie nicht, dass ich mich dafür verantwortlich oder deswegen sogar angegriffen fühle – sie möchte einfach verstanden werden für das, was in ihr drin passiert. Vielleicht eine Umarmung, vielleicht ein Zeichen, das ihr sagt: «Ich bin für dich da», und nicht irgendetwas anderes. Das ist das Bedürfnis der Frau.

C) DAS BEDÜRFNIS NACH OFFENHEIT UND EHRLICHKEIT

Susanna wünscht sich, dass ich dazu stehe, wenn ich Mist gebaut habe; dass ich es nicht entschuldige, sondern dass ich mich selber dafür entschuldige und dafür geradestehe und sage: «Susanna, es tut mir leid!» Das sind die Bedürfnisse der Frau.

Wir sind in die Ferien gegangen, und Susanna hatte sich entschieden, ihre Bedürfnisse wahrzunehmen und dazu zu stehen. Sie kam zu mir und sagte: «Hör mal, Leo, ich brauche jeden Tag zwei Stunden für mich.» Und sie hat dafür gesorgt. Sie ging früher zu Bett, damit sie auch früher aufstehen konnte, um zwei Stunden Zeit zu haben. Sie ging früh zum Strand und hat es sehr genossen. So um zehn kam ich mit den Jungs; Susanna wurde es aber schon bald zu heiß. Sie ging um elf bereits wieder ins Zimmer. Sie kam voll auf ihre Kosten. Ferien sind für sie eine Zeit, wo sie lesen kann, mit Gott Zeit verbringt und ihr Innerstes auffüllt und auftankt.

Später im Disneyland bedeutete dies, dass sie sagte: «Heute mag ich nicht dorthin gehen; der Lärm, der Rummel, das ist mir zu viel.» Sie blieb zu Hause.

An einem anderen Tag steckte sie Ohropax in die Ohren. Sie hat uns sprechen sehen, aber nicht gehört.

Am Ende der Ferien – sie war zwar voll auf ihre Kosten gekommen, weil sie dafür gesorgt hatte, dass ihre Bedürfnisse erfüllt wurden – bemerkte sie die Trennung zwischen ihr und mir und zwischen den Kindern und ihr. Das hatte sie zu keinem Zeitpunkt beabsichtigt, und es machte sie sehr traurig.

Gott sei Dank konnten wir darüber sprechen – und wir sagen «Gott sei Dank», dass Gott da mitgemischt hat und wir darüber austauschen konnten.

Die Ferien im Jahr darauf waren dann sehr viel anders, weil Susanna einerseits sehr wohl wusste, was sie sich wünschte – und ich auf diese Wünsche so gut wie möglich einging. Für den Rest hat Gott gesorgt.

An einem Tag stand sie auf und nahm einen Riesenrummel wahr. Fünf Kinder rockten um sie herum. Kein Moment, in dem sie sich hätte entspannen können, geschweige denn, wo sie sich in Ruhe hätte auf Gott ausrichten können.

Jeder von uns durfte an diesem Tag einen Tandem-Gleitschirmflug unternehmen, was an und für sich genial war. Aber das hieß auch, dass man eine halbe Stunde den Berg hochfährt, eine halbe Stunde zurückfährt, um die andern zu holen, wieder eine halbe Stunde hinauf, eine halbe Stunde zurück. Das waren für Susanna keine Ferien. So konnte sie sich nicht entspannen, geschweige denn erholen.

Out of the blue kam ihr der Gedanke: Anstatt immer diese halbe Stunde hinauf und hinunter mitzufahren, wo sie jeweils wegen der Bergstraßen grün anlief, wäre es für sie besser, auf der Alp zu bleiben. Ein schöner Ort, grüne Wiese, Ruhe, sie mutterseelenallein. Sie konnte im Gras liegen, sich in eine Decke einhüllen und einfach eine Stunde Ruhe genießen, ohne dass dies auf irgendjemandes Kosten gegangen wäre. Es hat niemanden interessiert, ob sie im Auto mitfuhr oder nicht. Und sie merkte: Es ist so gewaltig, wenn sie Gott mit einbezieht in die Bedürfnisse, die sie hat. Und wenn sie mit der Familie, mit mir, darüber spricht, dann kümmert sich Gott um Lösungen, ohne dass es auf Kosten von Beziehungen geht.

11. DIE DREI TOP-BEDÜRFNISSE DER MÄNNER

Nun, liebe Frauen, was sind die Bedürfnisse von uns Männern? Sie sind unglaublich einfach. Da staune ich selber immer wieder.

A) WIR BRAUCHEN SEXUELLE ERFÜLLUNG

Ist doch einfach, oder? Ihr Frauen sagt: «Ihr Männer, ihr wollt doch immer nur Sex!» Ja. Wo ist das Problem?

Ich möchte euch mitnehmen in die Gedanken von uns Männern.

Ich habe meiner Frau schon sehr früh in der Ehe beigebracht: Wenn man schon heiratet, muss man darüber sprechen, was man sich wünscht. Das ist wichtig. Ich habe ihr meine Wünsche folgendermaßen erklärt:

Manchmal isst man einen Snack, manchmal nimmt man ein Lunchpaket mit, und manchmal macht man ein Bankett. Und dies sind genau die drei Arten von Sexualität: Manchmal machst du Sex mit allem Drum und Dran, das ganze Programm, Kerzen, Musik, Romantik, Öl, Massage und all das andere rosarote Zeugs. Das finde ich sensationell, aber du hast einfach nicht immer genügend Zeit. Dann ist halt auch mal ein Quickie etwas Großartiges, oder ein ausgedehnter Quickie. Baby, it's lunchtime!

B) ATTRAKTIVE PARTNERIN

Für mich ist es wichtig, dass meine Frau gut aussieht. Ich sage zu ihr immer: «Dein Haarschnitt, deine neue Haarfarbe – das muss in erster Linie für mich stimmen.» Sie macht sich für mich schön, sie zieht sich für mich an. Wenn ich den Schuh, den BH nicht schön finde, dann ist es egal, ob du den schön findest, es ist *meine* Frau. Und so einfach ist es. Ganz simpel. Ich liebe es, wenn meine Frau auf folgende Dinge achtet:

- ihr Gewicht
- ihr Make-up
- ihre Frisur
- ihre Garderobe

Natürlich will auch ich für meine Frau ein toller, attraktiver Hengst sein. Diskutiert folgende Fragen:

- Was findest du an deinem Ehepartner attraktiv?
- Was finde ich an ihr weniger attraktiv?
- Wie könnte man das ändern?

C) DER MANN BRAUCHT FREIZEIT

Ich brauche meine Zeit in der Höhle. Der Mann zieht sich zurück wie ein Gummiband, und dann kommt er wieder zu seiner Frau zurück. Voller Begeisterung.

Oft hat die Frau das Gefühl: «Er liebt mich nicht mehr. Seine Kollegen und Freunde sind ihm wichtiger.» Das sind aber zwei Paar Schuhe. Die kann man nicht gegeneinander ausspielen.

Männer sind anders. Frauen auch.

Eine Frau überlegt sich: «Was ziehe ich an, wie sehe ich aus, worüber sprechen wir, wo sind wir? ...» Der Mann fragt: «Gibt es Bier? Ich komme.»

Ich habe zu meiner Frau gesagt: «Lacht uns Männer nicht aus. Das ist alles, was wir sind; nehmt uns ernst, wie wir euch auch ernst nehmen mit Zärtlichkeit und Ehrlichkeit ... das ist ja auch irgendwie limitiert.»

So freuen wir uns, dass wir anders sind. Und wir finden uns immer wieder. Spätestens im Bett.

1. KORINTHER 7,5 *Keiner soll sich dem Ehepartner verweigern, außer beide wollen eine Zeit lang verzichten, um für das Gebet frei zu sein. Danach kommt wieder zusammen, damit euch der Satan nicht in Versuchung führen kann, weil ihr euch nicht enthalten könnt. (Hfa)*

12. DU BIST HEISS

Sex ist wie Feuer. Wenn man immer wieder Holz drauflegt, bleibt das Feuer heiß und wärmend.

HOHESLIED 4,16 *Komm, mein Liebster, in deinen Garten, und genieße die köstlichen Früchte! (Hfa)*

Damit es immer wieder heiß wird, muss das Umfeld stimmen.

- **Zärtliche Berührung**
  Sein linker Arm liegt unter meinem Kopf, und mit dem rechten hält er mich umschlungen. (Hoheslied 2,6; Hfa)
- **Attraktive Kleidung**
  Die Kleider, die du trägst, sie duften wie der Wald hoch auf dem Libanon. (Hoheslied 4,11; GNB)

- **Parfüm**
  Solange mein König mir nahe ist, verbreitet mein Nardenöl seinen Duft. (Hoheslied 1,12; GNB)
- **Intimes Gespräch**
  Deine Brüste sind zwei Zicklein, Zwillingsjunge der Gazelle, die in Blumenwiesen weiden. (Hoheslied 4,5; GNB)
- **Komplimente**
  Du bist schön wie keine andere, dich zu lieben macht mich glücklich! (Hoheslied 7,7; GNB)
- **Totale Hingabe**
  Nur ihm, meinem Liebsten, gehör ich, und mir gilt sein ganzes Verlangen! (Hoheslied 7,11; GNB)

13. EINFACHE GRATISTIPPS ZU KRITIKPUNKTEN

Nachdem wir uns den Bedürfnissen von Frau und Mann gewidmet haben, gibt es auch *Wünsche* auf beiden Seiten. Oftmals verstecken sie sich hinter Kritik. Ich betreibe mit folgender Liste Aufklärungsarbeit.

WAS FRAUEN AN DEN MÄNNERN KRITISIEREN!

a) **Zu schnell:** Die Männer kommen zu schnell zur Sache. Und sie umarmen zu selten, ohne dass frau gleich spürt, dass sie schon Hintergedanken dabei haben.

b) **Zu grob:** Manchmal muss meine Frau zu mir sagen: «He, Leo, nicht wie ein Bulle! Beginne ein wenig feiner.» Aber, weißt du, welche positive Eigenschaft Susanna an mir schätzt? Ich kann zuhören. Und ich gehe auf ihre Wünsche und Bitten ein.

c) **Zu ungepflegt:** Meine Frau liebt es, wenn ich geduscht und frisch rasiert bin. Wenn Bartstoppeln da sind oder wenn es nach Alltag riecht, fällt es meiner Frau schwerer, sich zu entspannen.

d) **Zu stolz:** Männer sind zu stolz, um zuzugeben, dass sie sich doch einfach auf die Frau einlassen und sagen könnten: «Okay, dann fange ich feiner an, wenn sie dies gern möchte.»

e) **Zu einfallslos:** Frauen sagen: «Gestern hatte er so eine coole Idee und ich bin so schnell in Fahrt gekommen, aber heute bringt er dasselbe nochmals, und es bedeutet mir diesmal einfach nichts.»

WAS MÄNNER AN DEN FRAUEN KRITISIEREN!

a) **Zu langsam:** Ich spreche von meiner Frau: Sie ist manchmal so langsam. Ich komme und bin bereit, aber ich muss Susanna von weither holen. In Gedanken ist sie noch bei der Ladies' Lounge oder am Kuchenbacken, und dann muss ich sie umarmen und dann noch das Vorspiel und dann nochmals ein Vorspiel und dann hören und zuhören, und ich denke immer: Ich habe nur einen Knopf «on/off», und ich bin schon den ganzen Tag «on» ...

b) **Zu passiv:** Ich wünsche mir, wenn ich nach Hause komme, dass meine Frau gleich auf tutti geht und sagt: «Baby, da bist du ja, ich habe den ganzen Tag auf dich gewartet.» Das ist so einfach. Genau das wünsche ich mir. Aber nein: «Wie ist es gegangen im ICF?» – «Nein, nein, nicht ICF – pack mich, nimm mich, gib's mir!»

c) **Zu gepflegt:** Ich kann doch nicht immer den ganzen Tag fünf Mal duschen! Was machten damals John Wayne, Clint Eastwood und all die Cowboys? ... Ich liebe es, wenn ich verschwitzt bin – ich rieche mich selber noch relativ gern.

d) **Zu prüde:** Der Mann hat es gern «dirty». Vor ein paar Tagen sagte Susanna zu mir: «Komm, wir machen es dort ..., dann kannst du all deinen Kollegen erzählen, was wir getan haben.» Oh, come on! Das liebt der Mann, wenn eine Frau so etwas sagt, dann bist du gleich «on». Okay, bist du eh schon, aber dann bist du gleich doppelt «on».

e) **Zu zart:** Ich habe manchmal das Gefühl, meine Frau sei zu zart. Wenn ich der Bull bin, ist sie der Butterfly. Auf jeden Fall fühlt es sich manchmal so an, wenn sie mich berührt. Ich denke: «Ich spüre dich gar nicht, wo bist du?»

14. LADE GOTT IN DEINE SEXUALITÄT EIN

Zum Schluss. Was meine Frau, ich und Paulus euch heute sagen möchten: Wenn man schon eine Ehe hat, eine Sexualität – wir sind nun schon zwanzig Jahre verheiratet –, dann geht es nicht, dass ich sage: «Ich kenne meine

Frau schon, von jeder Seite, von jeder Position, haben wir alles schon gemacht.» Auch in der Sexualität gibt es immer einen neuen Frühling, immer eine prickelnde, begeisternde und leidenschaftliche Art, und es gibt nie ein «Genug». Ich möchte heute mit meiner Frau zusammen beten, dass Gott in unserer Sexualität einen neuen Frühling, eine neue Kraft schenken möge, damit wir eine Sexualität leben können, die die Welt überhaupt noch nie geschmeckt hat.

JAKOBUS 4,2 *Solange ihr nicht Gott bittet, werdet ihr nichts empfangen. (Hfa)*

Lade Gott in jeden Bereich deiner Sexualität ein, denn er ist der Schöpfer deiner Gefühle. Ihm ist nichts unmöglich!

09

KAPITEL 9

EHE: So aufregend kann Liebe sein

«Ich glaube nicht, dass verheiratete Männer länger leben als Singles. Es kommt ihnen nur länger vor!»

Mario Adorf (Schauspieler)

Es muss aber nicht so sein, wie Adorf sagt. Dieses Kapitel soll dir helfen, ein erfüllendes, leidenschaftliches und spannendes Eheleben zu führen, eines, wo dir vor Begeisterung die Achselhaare ausfallen. Begeben wir uns deshalb zurück zu unserer Weltklassegeschichte.

RUTH 4,11–12 *«Wir wünschen dir, dass du immer mehr Ansehen gewinnst und dein Name hier in Bethlehem berühmt wird! Der Herr möge dir und deiner Frau so viele Nachkommen schenken wie der Familie von Perez, dem Sohn Tamars und Judas.» (Hfa)*

Ruth und Boas heiraten, bekommen Kinder, die Schwiegermutter ist glücklich und zufrieden, und der Stammbaum ist wieder im Lot. Friede, Freude, Eierkuchen. Was wünscht man sich mehr?

Schön wären natürlich an dieser Stelle einige Details. Doch der Text sagt nichts darüber, wie das junge Paar seine Ehe gestaltete, wie die beiden ihre Krisen überwunden haben und bis ans Ende ihres Lebens glücklich geblieben sind. Deshalb helfe ich dir mit folgender Geschichte auf die Spur:

Lina und Lisa legen je einen Garten an. Im Frühjahr graben sie die Erde um, säen, düngen und pflanzen Tomaten, Möhren, Bohnen und Salat. Alles bei schönstem Kaiser-Wetter. Zwei wunderbar jungfräuliche Gärten.

In den folgenden Monaten verhalten sich die beiden Frauen völlig unterschiedlich.

Lina kümmert sich regelmäßig um ihren Garten. Immer wieder lockert sie flockig den Boden auf, reißt Unkraut aus, gießt geduldig die kleinen Pflänzchen, steckt für die hochwachsenden Pflanzen liebevoll Stangen in den Boden und gibt Dünger hinzu, dass es eine wahre Freude ist.

Lisa dagegen kümmert sich lieber um andere Dinge und überlässt den Garten sich selber. Sie vernachlässigt ihn völlig und lässt ihn links liegen –

mit gravierenden Folgen: Im Herbst fällt die Ernte miserabel aus. Die Tomaten sind am Boden zerstört, die Möhren sind vom Unkraut durchsetzt und die Bohnenpflanzen haben alles andere überwuchert.

Lina aber fährt eine Fünf-Sterne-Deluxe-Ernte ein: frischer Salat, herrlich leuchtende Tomaten, kräftig knackige Möhren – délicieux![5]

Wieso der Erfolg? Sie hat sich regelmäßig um ihren Garten gekümmert. Lisa hat's verbockt. Zum Glück war's nur ein Garten und nicht die Ehe.

«Die meisten Ehen gehen an Faulheit zu Grunde.»

Reinhold Ruthe

Faulheit ist der Ehekiller schlechthin. Wer seinen Hintern für den Partner nicht hochkriegt, beißt am Ende ins Beziehungsgras. Wer keine Energie aufbringt, um sich mit seiner Beziehung auseinanderzusetzen, bei dem wird's schwierig.

Zu häufig scheitern Ehen daran, dass man das Denken des anderen nicht verstehen will oder dass keine gemeinsamen Vereinbarungen erarbeitet werden. Und dass man den Partner für selbstverständlich nimmt. Und eines Tages ist er weg. Selbstverständlich. Da guckst du.

Damit es nicht so weit kommt, ist es am Anfang dieses Kapitels wichtig, sich mit den verschiedenen Phasen der Ehe auseinanderzusetzen. Et voilà!

1. DIE SECHS PHASEN EINER EHE

In Partnerschaften sprechen wir oft von Liebe und meinen damit ein Hochgefühl. Dieses Hochgefühl wird durch einen Hormoncocktail erzeugt, der auf unser Gehirn einwirkt und uns für etwa drei bis zwölf Monate in Hochstimmung versetzt. Geradezu die perfekte Beziehung. Das Problem ist nur, dass man diesen Zustand irrtümlicherweise als «Liebe» bezeichnet. Liebe ist aber viel mehr, denn wenn die Wirkung dieses Hormoncocktails nachlässt, entdecken wir, wie verschieden Mann und Frau sind.

[5] Quelle unbekannt. Joyce Meyer hat diese Geschichte in einer Predigt verwendet.

PHILIPPER 2,2 *Darüber freue ich mich sehr. Vollkommen aber ist meine Freude, wenn ihr euch ganz einig seid, in der einen Liebe miteinander verbunden bleibt und fest zusammenhaltet. (Hfa)*

Die Suche nach der großen Liebe kann lange dauern. Das ist auch kein Wunder, denn unsere Ansprüche an Mr. und Mrs. Right sind riesig, oft sogar übertrieben.

Haben wir ihn oder sie dann doch gefunden und geheiratet, fängt die Geschichte erst an. Fatal, wer es sich jetzt im Liegestuhl gemütlich macht. Denn für die Liebe gibt es keine Garantie.

Einmal gefunden, darf und soll man die Liebe zwar genießen und sich an ihr erfreuen, darüber aber nie vergessen, dass beide Partner für die Haltbarkeit des kostbaren Gutes arbeiten und kämpfen müssen. Dabei durchläuft die Liebe in der Regel bis zu sechs verschiedene Phasen, in der sich die Gefühle und die Beziehung zueinander verändern.

A) DIE SEXPHASE

Praktisch jede Ehe beginnt mit einer Hochphase, in der die Leidenschaft füreinander kaum zu bremsen ist. Während dein Kopf in den Wolken schwebt, liefern sich die übersprudelnden Hormone ein stürmisches Duell mit den Schmetterlingen in deinem Bauch. Die Welt dreht sich scheinbar schneller und langsamer zugleich, und sie ist in ein sanftes, rosarotes Licht getaucht. Du kommst kaum mehr aus dem Bett und magerst richtiggehend ab, weil beim Küssen mächtig viel Kalorien draufgehen.

B) DIE PHASE DES SATTEN GLÜCKS

Nach und nach beruhigen sich die Hormone etwas, und die erste stürmische Zeit ist vorbei. Ein Gefühl des satten Glücks stellt sich ein, das die Verliebten zu gemeinsamen Luftschlössern und euphorischen Zukunftsträumen inspiriert. Du strahlst wie ein Honigkuchenpferd von einer Backe zur anderen und denkst: Das ist er! Mit dem möchte ich alt, grau und schrumpelig werden.

C) DIE ALLTAGSPHASE

Früher oder später müssen wir die rosarote Brille abnehmen und sie gegen eine etwas schärfere Hornbrille eintauschen. Durch die sehen wir die Liebe mit realistischeren Augen und schauen, wie der Partner sich im nackten Alltag bewährt. So ernüchternd diese Phase auch erscheinen mag, sie ist wichtig, weil sich nun die totale Abhängigkeit der ersten Monate auflöst und jeder Partner wieder zu sich selbst und seiner Eigenständigkeit zurückfindet.

D) DIE STREITPHASE

In dieser Phase kann es in der Liebe etwas ungemütlich werden. Es fliegen schon mal die Fetzen. Oder teurer: das Geschirr. Jetzt werden Grenzen ausgelotet und festgelegt, teilweise auch überschritten und bewusst ignoriert. Es gilt nun, Unterschiede in der Lebensführung oder bezüglich gemeinsamer Zukunftspläne zu klären. Da das Rollenmuster für Paare (sie Hausfrau, er verdient die Brötchen) heutzutage fehlt, müssen diese grundsätzlichen Fragen ausdiskutiert werden. Die Herausforderung besteht darin, Unterschiede als Bereicherung und Ergänzung zu nutzen und sie nicht als unwillkommene Abweichung vom eigenen Verhalten zu sehen. Die vierte Phase ist wohl die schwierigste einer jeden Beziehung. Viele Paare scheitern an ihr und sagen auf Nimmerwiedersehen.

E) DIE ENTSCHEIDUNGSPHASE

Hat ein Paar diese anstrengende Zeit aber überlebt und hinter sich gebracht, ist es Zeit, die bei der Eheschließung gefällte Entscheidung zu bestätigen. Dadurch festigt sich die Beziehung entscheidend. Die Liebenden werden ruhiger, finden zu sich selbst und räumen sich gegenseitig mehr Freiräume ein.

F) DIE LIEBE-FÜRS-LEBEN-PHASE

In der sechsten und letzten Phase befindet sich das Paar in besonderer Harmonie zueinander. Gegenseitiges Vertrauen und Sicherheit bilden das Fundament für die höchste Stufe innerhalb der Beziehung, der Liebe fürs Leben. Sie ist sozusagen die Königsdisziplin jeder Partnerschaft. Die Liebenden befinden sich nun in einer ausgeglichenen Balance zwischen Nähe und Individualität, die für lebenslange Beziehungen so wichtig ist. Das Paar ist bereit für das Bild im Wohnkatalog.

Natürlich sollte sich kein Paar auf dieser Idylle ausruhen. Um das gemeinsame Glück auf Dauer zu genießen, müssen beide Partner sich immer wieder sensibel auf den anderen einstellen und füreinander kämpfen. Denn Liebe ist Beziehungsarbeit auf Lebenszeit.

Um ans Ziel zu gelangen, gibt es ein paar kleine, aber feine Tricks, die gleichzeitig auch den Weg zum Ziel angenehm und aufregend machen. Die möchte ich jetzt mit dir anschauen.

2. ICH BIN DANKBAR FÜR DICH

SPRÜCHE 4,23 *Was ich dir jetzt rate, ist wichtiger als alles andere: Achte auf deine Gedanken und Gefühle, denn sie beeinflussen dein ganzes Leben! (Hfa)*

Wer dankbar ist, ist erfüllt von guten Gedanken und Gefühlen. Deshalb ist es nichts als sinnvoll, Dankbarkeit einzuüben.

Wie schon erwähnt, sieht man am Anfang nur das Gute, die Sonne. Doch mit der Zeit kommen die Schatten zurück. Sie waren immer da, doch durch die rosa Zauberbrille nicht mehr sichtbar. Und je länger die Schatten werden, desto mehr schaut man umher und entdeckt plötzlich, dass andere Frauen oder Männer nicht dieselben Schattenseiten aufweisen. Und die Lust und der Reiz wächst, Altes liegen zu lassen und neue Partnerschaften auszuprobieren.

Das Gras ist immer grüner auf der anderen Seite des Zaunes. Das ist aber eine optische Täuschung, denn es ist da am grünsten, wo es bewässert wird.

Und die Bewässerung fängt beim Danken an.

Wenn du Gott täglich für deine Ehe dankst und du dann noch deinem Partner Komplimente machst, wirkt sich das wie folgt aus:

«DANKEN schützt vor WANKEN – LOBEN zieht nach OBEN»

(Sprichwort)

Wer dankt, der merkt, was er hat und wie gut er es hat. Wer Gott für seinen Partner lobt, der zieht sich mitsamt Partner auf eine hübsche kleine Wolke der Liebe zurück. Unbedingt ausprobieren und hoffen, dass ihr alle beide schwindelfrei seid.

Folgende Geschichte könnte dir helfen, eine dankbare Einstellung gegenüber Gott zu entwickeln:

Eines Abends kommt ein Mann in ein Gasthaus und bittet um ein Zimmer für eine Nacht. Es gefällt ihm so ausgezeichnet, dass er auch noch die nächste Nacht bleibt, schließlich eine Woche, ja sogar einen Monat dort nächtigt. Jeden Abend sagt er zum Wirt: «Ich werde noch eine Nacht bleiben.» Nach zwei Monaten kommt der Wirt zum Gast und bietet ihm an: «Wenn Sie mir sagen, wie lange Sie bleiben, kann ich Ihnen sicher einen besseren Preis machen.» Doch darauf erwidert der Gast: «Danke, aber ich möchte mich jeden Tag neu entscheiden. Außerdem würden Sie sich schnell an meine Gegenwart gewöhnen und mich nicht mehr mit solcher Begeisterung und Leidenschaft verwöhnen.»

Ich mache dir Mut: Entscheide dich jeden Tag von Neuem für deinen Partner. Danke Gott jeden Tag für ihn. Und nimm deinen Partner keinen Tag für selbstverständlich.

Und wenn du dich wieder mal dabei ertappst, wie du über den Zaun schielst, Folgendes für dich: Es ist völlig normal, dass man sich im Laufe seines Lebens zu mehr als einem Mann oder einer Frau hingezogen fühlt – aber es ist nicht normal, sich an mehr als einen Mann oder eine Frau zu binden.

3. ICH SCHÄTZE DEINE UNTERSCHIEDLICHE ART

PHILIPPER 2,3 *Weder Eigennutz noch Streben nach Ehre sollen euer Handeln bestimmen. Im Gegenteil, seid bescheiden, und achtet den anderen mehr als euch selbst. (Hfa)*

Die meisten Paare unterscheiden sich in einem breiten Spektrum:

- Der eine ist ein Frühaufsteher, der andere kommt nicht aus den Federn.
- Der eine ist offensiv und impulsiv, der andere vorsichtig und reserviert.

- Der eine spielt nach den Regeln, der andere sagt: «Vergiss diese Einschränkungen.»
- Der eine spricht wie ein Radio, der andere ist so gesprächig wie ein Fisch.
- Der eine verjubelt das Geld, der andere versteckt es unter der Matratze.
- Der eine ist kuschelig und zärtlich, der andere verhält sich wie ein Stachelschwein.
- Der eine ist sexuell ein Kanonenkracher, der andere eher ein nasses Streichholz.
- Der eine ist sauber, pünktlich und organisiert, der andere nennt sich flexibel.

Susanna und ich haben einen Ehevorbereitungskurs besucht und in einem Test über achtzig Prozent Übereinstimmung gehabt. Wir waren jung, 22 Jahre alt, und jetzt sind wir bald so lange verheiratet. Jeder von uns hat sich in diesen zwanzig Jahren entwickelt. Zum Glück! Und unterdessen stellen wir fest: Wir könnten unterschiedlicher nicht sein.

Gegensätze ziehen sich an. Von diesem Spruch bin ich nicht begeistert, weil du dich dann auch ein Leben lang mit diesem Gegensatz auseinandersetzen musst. Und das ist manchmal gar nicht so einfach.

Trotzdem glaube ich, dass wir oft genau von dem angezogen werden, was wir selber nicht haben, weil es uns so in Situationen bringt, die wir sonst nicht erleben könnten. Aber die Gegensätze dürfen nicht das dominierende Kriterium sein. Die Übereinstimmungen sind wichtiger.

Dazu ein paar Gedanken von Susanna:

Als ich Leo das erste Mal sah, fiel mir auf, dass überall, wo er war, Stimmung war. In seiner Nähe war immer was los, und ich hatte das Gefühl, ich würde etwas verpassen, wenn ich nicht bei ihm wäre. In seiner Nähe war man «dabei». «Dabei zu sein» war zu dem Zeitpunkt etwas, was ich bei mir selber als Mangel erlebt hatte. Ich wollte dabei sein, denn ich fühlte mich grundsätzlich abgelehnt.

Ein anderes Beispiel: die Geschwisterkonstellation. Leo ist der Zweitjüngste von fünf Kindern. Seine Mutter hat alles für ihn gemacht. Ich habe einen Bruder, der sieben Jahre jünger ist als ich, und ich habe es geliebt, für ihn zu packen, wenn wir in die Ferien fuhren, ihm die Kleider rauszusuchen, ich war seine Modeberaterin. Ich habe alles geliebt, was mit Haushalt zu tun hatte. Das nun bei Leo ausleben zu können, hat perfekt gepasst.

Am Anfang. Er hat mir diesen Platz nie streitig gemacht. Aber als ich nach fünf Jahren Ehe meine Motivation für dieses Verhalten etwas überprüft habe, da hat vieles nicht mehr gepasst!

Wenn einer sich verändert, kann es sein, dass es plötzlich nicht mehr passt.

Es liegt in der Eigenart der Natur; sie ist immer in Bewegung. Und so ist auch eine Beziehung immer in Bewegung. Und wir sind herausgefordert, uns immer wieder anzupassen.

Wichtig scheint mir, die Andersartigkeit des Partners als Ergänzung und gleichzeitig als Herausforderung und Chance zu sehen. Wir dürfen uns dank unserem Partner weiterentwickeln und lernen durch ihn auch neue Welten kennen, auch wenn dies ab und zu große Herausforderungen mit sich bringt.

Gehen wir einen Schritt weiter.

4. ICH VERSÜSSE DEIN LEBEN MIT KOMPLIMENTEN

SPRÜCHE 31,28–29 *Ihre Söhne reden voller Stolz von ihr, und ihr Mann lobt sie mit überschwänglichen Worten: «Es gibt wohl viele gute und tüchtige Frauen, aber du übertriffst sie alle!» (Hfa)*

Komplimente sind die halbe Miete für eine erfüllte Ehe. Ganz ehrlich.

Um Liebeserklärungen und Komplimente wirksam an sein Gegenüber zu bringen, gibt es gemäß amerikanischen Forschern ein Erfolgsrezept: Die Liebeserklärungen sollten stets nur ins linke Ohr geflüstert werden, weil es für Romantik zuständig ist. Dadurch bleiben dem Partner die Liebeserklärungen länger und somit einprägsamer in Erinnerung. Und weil ich alles ausprobiere, wundert sich meine Frau jetzt, warum ich mich neuerdings immer so verrenke, wenn ich ihr nette Sachen ins Ohr flüstern will.

Übrigens: Das rechte Ohr ist geeignet für rationale Dinge wie Gebrauchsanweisungen oder die Mitteilung der Einkaufsliste. Ab sofort bestelle ich das Bier vom Supermarkt bei meiner Frau nur noch über rechts. Denn Amis täuschen sich nie.

Wenn ich so schreibe, merke ich, Komplimente sind noch viel mehr als die halbe Miete. Sie sind der Leim, der die Ehe zusammenhält.

Der Meister der Komplimente ist König Salomo, der im Hohenlied seine Angebetete mit Komplimenten überhäuft. Er besingt ihre Schönheit, ihre Stärke, ihren Mut und alles, was ihm in den Sinn kommt. Unbedingt auschecken und abends der Frau aus dem Hohenlied vorlesen.

Behandle deine Frau wie eine Königin, und sie macht dich zum König. Und ich versichere dir: Wenn du deine Frau lobst, werden es deine Kinder später auch tun.

Sag ihr:

«Ich liebe dich, wenn du aufstehst.»

«Ich liebe dich, wenn du aus dem Haus gehst.»

«Ich liebe dich, wenn du nach Hause kommst.»

«Ich liebe dich, wenn du schlafen gehst.»

Sag es, wenn deine Frau gekocht hat oder sonst was gemacht hat, sprich Komplimente aus ohne Unterlass, weil nichts selbstverständlich ist:

«Wenn ich nochmals heiraten würde, dann würde ich dich noch schneller und früher nehmen.»

«Du bist für mich die Nr. 1. Neben dir verblasst jede andere Person.»

«Deine Art liebe ich durch und durch. Ich schätze an dir ...»

Wenn du deine Frau vor anderen lobst, dann ist das das Größte, was du tun kannst. Das Motto ist: Erwische deine Frau, wenn sie was Gutes macht, sage Danke und lobe sie in den höchsten Tönen bis in den Himmel hinauf und noch einen Meter höher. Sie wird es genießen – wenn es echt ist und von Herzen kommt.

5. ICH GENIESSE JEDE SEKUNDE MIT DIR

PSALM 31,16 *Meine Zeit steht in deinen Händen. (Luther)*

Unsere Zeit steht in Gottes Händen. Höchste Zeit also, jede Minute auf diesem wunderbaren Planeten zu schätzen. Deshalb:

Fange an, jeden Augenblick mit deinem Ehepartner zu genießen. Die Aussicht von deinem Balkon, den Spaziergang durchs Kornfeld, den gemeinsamen Besuch in der Eisdiele, den Besuch bei den Eltern, ja sogar den Weg zu den Eltern. Dazu eine wunderbare Geschichte:

Ein Onkel unternahm mit seinem Neffen einen Ausflug zu einem Bauernhof.

Der Onkel lief geradewegs zum Hof. Der Neffe sah links einen Apfelbaum und lief dorthin, dann sah er Hühner und lief dahin, anschließend Kühe, denen er auch einen Besuch abstattete, und am Ende kam auch er etwas verspätet zum Hof. Der Onkel meinte: «Schau dir die Fußspuren an: Meine sind direkt hierhergekommen, und ich war viel schneller als du. Du bist im Zickzack gelaufen.» Der Junge antwortete: «Ich bin dorthin gekommen, wo ich hinwollte, aber gleichzeitig habe ich unterwegs alles, was es zu sehen gab, genossen.»[6]

Es gilt, jeden Moment in einer Ehe zu nutzen und sich daran zu freuen. Der Weg ist das Ziel.

Finde die Balance zwischen einer zielorientierten, fokussierten Ehe, für die du hart arbeitest, und dem dolcefarniente-mäßigen langsamen Leben. Genieße jeden Moment zweisamer Glückseligkeit.

In diesem Zusammenhang hab ich noch eine Frage an dich.

Kannst du deine Kinder genießen? Oder bist du so damit beschäftigt, sie zu erziehen? Überlegst du dir die ganze Zeit, wie du es schaffst, dass die Kinder in der Nacht nicht aufwachen und nicht in dein Zimmer kommen?

Genieße lieber diesen kostbaren Moment. In zwanzig Jahren wirst du dir wünschen, deine Kinder würden an deine Türe klopfen.

Jetzt fehlt dir und deiner Ehe eigentlich nur noch eines. Nämlich echtes Interesse. Interessiert? Weiterlesen.

---

[6] Joel Osteen: *Every Day a Friday. How to be happier 7 Days a Week,* FaithWords: Nashville 2011, Seite 53.

6. DU BIST SO INTERESSANT

«Ich weiß von keinem Menschen, mit dem weniger geredet wird als mit der eigenen Frau.»

Sokrates

«Das Problem Nummer eins vieler Ehen ist weder Sex noch Geld, noch sind es die Kinder – es ist die mangelnde Kommunikation zwischen den Partnern.»

Norman Wright

Gute und schlechte Ehen haben einen gemeinsamen Boden: Kommunikation. Glückliche und unglückliche Beziehungen schlagen sich mit den genau gleichen Problemen herum. Der Unterschied liegt in der Fähigkeit zu kommunizieren. Diese Fähigkeit ist lernbar.

Dabei ist Offenheit das Öl im Getriebe. Doch oft hat man Angst, offen und ehrlich über die Gefühle zu sprechen. Diese Angst äußert sich folgendermaßen:

- Wir verbergen unsere Gefühle.
- Wir maskieren unsere Fehler.
- Wir tarnen unsere Schwächen.
- Wir tun so, als ob alles okay sei.

Ich musste in meinem Leben lernen, mehr zu reden, im Besonderen über meine Gefühle, und mich auch für die Gefühle meiner Frau zu interessieren.

Unter den Ausstellungsgegenständen des Vatikans befinden sich in der großen Bibliothek zwei Bücher, die beieinander liegen. Eines ist riesig, ungefähr einen halben Meter dick – das andere winzig, weniger als einen Zentimeter dick. Der Führer erklärt den Besuchern: «Der riesige Band enthält alles, was Eva zu Adam gesagt hat. Das kleine Buch alles, was Adam zu Eva gesagt hat.»

«Reden ist Silber, Schweigen ist Gold»? Na ja. Ich zweifle in Bezug auf Paare ganz offiziell an diesem Sprichwort.

Schon nach sechs Ehejahren sprechen Paare durchschnittlich noch ganze zehn Minuten am Tag miteinander. Nach acht Ehejahren verschlägt's den meisten Paaren endgültig die Sprache. Tragisch, aber wahr.

SPRÜCHE 15,23 *Jeder freut sich, wenn er treffend zu antworten weiß – wie gut ist ein wahres Wort zur rechten Zeit! (Hfa)*

Ihr müsst reden. Und das ist kein Sprichwort, das man gut oder schlecht finden kann. Es ist die nackte Tatsache: Reden ist eure einzige Chance, dass eure Ehe überlebt, wiederbelebt wird und gelingt. Fangt mit kleinen Schritten wieder an, stellt ehrliche und interessierte Fragen, und ich verspreche euch: Versiegte Quellen werden wieder anfangen zu sprudeln. Und dieses Wasser ist lebensnotwendig für eure Herzen.

7. DU LÄSST MEIN HERZ NOCH IMMER HÖHER SCHLAGEN!

Ein älteres Ehepärchen geht im Park spazieren und sieht ein junges Paar wild herumknutschen. Dem älteren Pärchen wird ganz heiß, und als sie dann noch an ihrem ehemaligen Lieblingsplatz vorbeikommen, ist es aus. Er drückt sie gegen den Zaun und steckt seine Zunge in ihren süßen Mund. Leidenschaftlich. Sie keucht und stöhnt. Er fragt ganz überrascht: «Früher hast du dich nicht so gewendet und gestöhnt.» Darauf sie: «Früher war der Zaun auch noch nicht elektrisch.»

Oft höre ich von gestandenen Ehepaaren:

«Wir passen einfach nicht zusammen!»

«Wir haben uns auseinandergelebt!»

«Wir lieben uns nicht mehr!»

Alles nur Ausreden. Anstatt zu jammern, solltest du dringend Holz auf das Feuer nachlegen, damit es wieder brennt und nicht nur raucht.

Als du frisch verliebt warst und der Himmel voller Geigen hing, da gingst du ihr zuliebe sogar ins Geigenkonzert, obwohl du sonst die Luftgitarre beim Aerosmith-Konzert schwingst. Und du hast dir ihm zuliebe beim Hockeymatch den Hintern abgefroren, obwohl du ebendiesen lieber in einem «Hot Pot» spazieren führst.

Diese Liebesbeweise sind wie das Holz fürs Feuer. Wenn du kein Holz nachschiebst, erlischt es.

Wie kann ich meine Frau immer anheizen und begeistert und leidenschaftlich verliebt sein? Hier kommen fünf ganz heiße Tipps, an denen ich mich selber orientiere und die ich genau so auslebe.

A) AUSGEHEN: ROMANTISCHE DATES

In einem Buch von Robert Schuller habe ich gelesen, dass er jede Woche mit seiner Frau essen gegangen ist. Das hat mich sehr angesprochen.

Für uns liegt momentan einmal in der Woche nicht drin, aber dafür gehen wir alle zwei Wochen miteinander aus. Das ist Holz aufs Feuer legen.

Ausgehen muss nicht heißen, essen zu gehen. Man kann rollerbladen, spazieren, am See sitzen, an irgendeinen romantischen Ort gehen. Beim Ausgehen ist eine Sache wichtig: miteinander reden, parlare per favore! Ich spreche gern – auf der Bühne –, aber daheim lasse ich meine Frau reden, zu Hause bin ich ein «Hörender».

Ich bin nicht in einer Familie aufgewachsen, wo am Tisch viel gesprochen und erzählt und gemacht wurde. Als wir zum ersten Mal zusammen ausgingen, saßen wir dort, und ich habe gemerkt: Außer ICF und den Plänen, die ich habe, habe ich keine Themen. Mir wurde bewusst: «Leo, es ist höchste Eisenbahn, dass du anfängst, über deine Gefühle, Ziele, Träume und Visionen und was dich antörnt bei deiner Frau und was dich nicht so ganz antörnt bei deiner Frau zu sprechen, und dann die Frage zu stellen: ‹Baby, bist du zufrieden mit mir als Mann?›» Die Zeit war reif für Pingpong-Kommunikation. Das haben wir in unserer Ehe zu kultivieren angefangen. Man kann es lernen. Ich spreche da aus eigener Erfahrung.

Wenn du dies lernst, kannst du ausgehen, und du hast immer etwas zu reden, es ist dir nie langweilig.

Beim Ausgehen ist es uns immer wichtig, uns chic anzuziehen. Ich muss rasiert sein – meine Frau steht auf kahle Wangenknochen, Parfüm und nettes Frisürchen. Ich ziehe alle Register, um für meine Frau der schönste Mann zu sein.

Umgekehrt natürlich auch. So kommt es vor, dass wir völlig overdressed spazieren gehen. Aber hey, auch Kühe haben ein Anrecht auf knackige Menschen.

B) AUSZEIT: KURZURLAUB

Einmal im Jahr gehen meine Frau und ich in die Ferien, drei bis vier Tage, ganz alleine.

Ich habe etwas Freches gemacht. Ich habe meinen Schwiegereltern gesagt: «Schaut, jetzt brauchen wir euch; wir brauchen euch als Babysitter ein- bis zweimal im Jahr, gratis. Euer Job ist es, unsere Kinder zu verwöhnen. Und eines Tages werdet ihr im Altersheim *uns* brauchen. Ist doch ein fairer Deal – jetzt ihr, und danach wir!»

Unsere Schwiegereltern kommen zweimal im Jahr unsere Kinder hüten, und meine Frau und ich sind dann mal weg. Es spielt keine Rolle, wohin du gehst, im Zelt oder Open Air, viertägige Wanderung oder Städtetrip. Hauptsache, ihr seid zusammen, alleine, mit ungeteilter Aufmerksamkeit und Zweisamkeit.

Ich sage dir: Das bindet gewaltig zusammen.

C) ABENTEUER: CHURCH

ICF, die Church, unser Glaube an Jesus, das ist unser größtes Abenteuer. Wir lieben die Church, es ist für uns ein Familienabenteuer. Vor einer Woche haben meine Frau und ich gepredigt, und unsere Söhne haben gesagt: «Du, Mami, wir kommen erst auf die 11-Uhr-Celebration.» Sie mussten ein Taxi organisieren, jemanden, der sie in die Kirche fährt. Als wir sie von den Kinderexpress-Räumen herunterkommen sahen, stellten wir fest, dass sie drei Kinder aus ihrer Schule mitgebracht hatten. Am Sonntagmorgen, 09.30 Uhr, haben sie ihre Freunde angerufen und sie gefragt, ob sie nicht auch ins ICF kommen möchten. Sie haben das Auto vom Nachbarn mit Kindern gefüllt, die sie in die Church mitgenommen haben.

Als Familienvater denke ich: «Wow! Hey, Gott, das ist einfach grandios!» Nicht nur meine Frau und ich glauben an Gott, sondern unsere Söhne ziehen voll mit! Das bewegt mein Herz. Das ist ein gewaltiges Abenteuer, Gott zu lieben und ihm zu dienen!

SPRÜCHE 29,18 *Ohne Vision wird das Volk wild und wüst. (Frei übersetzt)*

D) ANPASSUNG: GEMEINSAME FREIZEIT

Meine Frau und ich, wir sind sehr verschieden – sie ist eine Frau, ich bin ein Mann; das ist das eine, und es ist an sich schon das Limit. Aber: Ich spiele Golf – sie nicht. Sie fährt Bike um den Greifensee – ich sage: «Der Greifensee ist schön zum Anschauen, aber nicht zum Biken.» Ganz konkret: Ich habe Hobbys, die sie nicht cool findet, und sie hat Hobbys, die ich total daneben finde.

Ich habe meiner Frau gesagt: «Lass uns anfangen, unsere Hobbys miteinander zu erleben!»

Wir haben einen gemeinsamen Nenner gesucht und gefunden: die Natur. Die Symbiose von Biken und Golfen. Deshalb kann es gut sein, dass du uns an einem schönen Herbsttag in den noch viel schöneren Schweizer Alpen triffst.

Manchmal musst du dich anpassen zugunsten des größeren Plans, damit du auch deine Freizeit nicht alleine verbringst, sondern miteinander. Ich ermutige dich, dich auch einmal auf das Hobby deines Partners einzulassen. Ich muss gestehen, um den Greifensee zu radeln war eigentlich noch recht geil.

Im Gegenzug Susanna mit Schläger und Ball hantieren zu sehen, war großes Golf! Sommerprobleme gelöst.

Doch der Winter kam schon bald. Und mit ihm die altbekannten Herausforderungen. Meine Frau und ich waren im Engadin. Schönster Tag zum Snowboardfahren. Frischer Pulverschnee. Das Snowboard frisch gewachst. Supergute Kurven. Ich wollte meine Three-Sixties dort oben der Menschheit zeigen. Da sagt sie: «Komm, Baby, wir gehen Langlaufen!» Ich rang um Fassung und Worte: «Ja! Aber nicht zu lang!» Sie sagte: «Das wäre ein Hobby, das ich gerne mit dir einmal pro Woche im Winter betreiben möchte.» Darauf sagte ich: «Aber rund um Zürich gibt es nirgends Loipen! ...»

Was ich damit meine? Dass ihr dies *alles* bedeutet. Und ganz ehrlich: Als wir dann im Wald auf den Brettern umhersägten, das hat richtig fett Spaß gemacht.

E) ANBETUNG: GEMEINSAMES GEBET

Eine Ehe ist ein Wunder, und man stößt oft an Grenzen, die man nicht selber lösen kann. Wie gut zu wissen, dass Jesus in deiner Ehe in der Mitte ist. Er hört, er sieht, er greift ein. Wenn deine Liebe verlorengegangen ist, wenn deine Kinderwünsche zu wünschen übrig lassen, wenn die Finanzen im Tief stehen. Gemeinsames Gebet hat eine enorme Kraft.

Ein Mann fährt von der Arbeit nach Hause. Bevor er sich seiner Rasselbande und seiner Ehefrau stellt, geht er durch den Garten und umarmt den Baum, der dort in der Mitte thront. Er hält ihn für eine lange Zeit fest. Anschließend läuft er glücklich ins Haus. Ein Freund, der ihn zufällig dabei beobachtet, fragt ihn am nächsten Tag nach den Gründen, nachdem er sich die ganze Nacht darüber den Kopf zerbrochen hat, ob sein Freund als Kind gerne Gärtner geworden wäre oder ob er, wie Idefix, eine Affinität für Bäume entwickelt habe. «Der Baum ist für mich Jesus. Ich halte ihn so lange fest, bis meine Probleme und Sorgen verschwunden sind, dann gehe ich rein und bin glücklich», antwortet er. «Ich weiß, mein Jesus sorgt für uns. Er ist dafür zuständig, dass jeder Einzelne unserer Familie glücklich ist.»

Auch wenn du alles investierst in deinen Ehepartner, du kannst am Ende nie seine tiefste Sehnsucht stillen. Das kann nur Jesus allein.

Wer als Paar Jesus auf seiner Seite weiß, der geht anders durchs Leben. Der rechnet jederzeit mit ihm, der zählt auf ihn, der bespricht alles mit ihm, der hofft auf ihn, der weiß, dass Jesus dafür sorgen wird, dass nichts und niemand die starken Bande der Ehe trennen kann.

Stellt heute beim Abendessen einen zusätzlichen Stuhl an den Tisch. Ladet Jesus als besten Freund und Helfer in eure Ehe ein.

MATTHÄUS 18,19–20 *«Aber auch das sage ich euch: Wenn zwei von euch hier auf der Erde meinen Vater im Himmel um etwas bitten wollen und darin übereinstimmen, dann wird er es ihnen geben. Denn wo zwei oder drei in meinem Namen zusammenkommen, bin ich in ihrer Mitte.» (Hfa)*

Gott will und kann deine Gebete erhören. Er ist immer auf deiner Seite. Und er ist bei euch, in welcher Phase auch immer ihr euch gerade befindet.

10

KAPITEL 10

KIDS: Ein Erbe hinterlassen

SPRÜCHE 13,22 *Ein guter Mensch hinterlässt ein Erbe für Kinder und Enkelkinder, aber das Vermögen des Gottlosen geht über an den, der Gott dient. (Hfa)*

Im letzten Kapitel geht es ums Kinderkriegen und um Kindererziehung. Und darum, ein Erbe weiterzugeben, damit du zum Segen wirst.

Das Buch Ruth beginnt mit drei Frauen. Alle drei Frauen verlieren ihren Ehemann. Noomi verliert ihre beiden Söhne, und sie sagt: «Wenn ich meine beiden Söhne verliere und unser Stammbaum nicht mehr weitergeht, dann ist dies das Schlimmste, das es gibt.» Und sie sagt: «Ich heiße nicht mehr Noomi (die Fröhliche), sondern Mara (die Bittere, Betrübte). Die andern beiden Frauen haben auch keinen Sohn geboren. Keine Kinder. Nix los.»

Im jüdischen Denken bedeutet es nichts Gutes, wenn der Stammbaum nicht weitergeführt wird. Die Blutslinie bedeutet für die Juden alles. Sie ist ihnen heilig.

Heute denken wir wie Fliegen. Eine Fliege hat eine Erinnerungszeit von 0,7 Sekunden. Alles, was vorher oder jetzt gerade passiert, kann sie sich nicht merken. Deshalb fliegt das arme Ding auch dauernd in dieselbe Scheibe, Brummschädel inklusive.

Wir denken nur an uns. Es ist die Generation «Ich». «Nach mir die Sintflut. Was genau war eigentlich die Sintflut? Auf jeden Fall: Was nach mir kommt, ist mir schnuppe.»

Ganz anders die Juden: Sie denken immer über drei bis vier Generationen hinweg. So wie interessanterweise auch die Chinesen. Die haben ein Sprichwort:

«Willst du ein Jahr wirken, dann säe ein Korn. Willst du zehn Jahre wirken, dann pflanze einen Baum. Willst du hundert Jahre wirken, dann erziehe ein Kind.»

Das heißt: Über mehrere Generationen zu denken ist ein großer Segen. Auch in der Bibel gab es diesbezüglich Stress: Wer kommt aus welchem Stamm? Wer hat einen größeren Segen? Wer hat die krasseren Eltern? Und wohin geht es mit meinem Leben?

PSALM 127,3 *Auch Kinder sind ein Geschenk des Herrn; wer sie bekommt, wird damit reich belohnt. (Hfa)*

Ich möchte jetzt die Geschichte von Ruth in vier einfache und simple Gedanken einpacken:

1. KINDER SIND EIN ERFRISCHENDES GESCHENK

Kinder beleben das Leben extrem positiv.
Meistens.
Nein: auf jeden Fall.

RUTH 4,13–14 *So wurde Ruth Boas' Frau [Hochzeit – schön!], er schlief mit ihr [nennt man Sex – schöön!], und der Herr ließ sie schwanger werden [nennt man Segen von Gott – schööön!]. Als sie einen Sohn zur Welt brachte, sagten die Frauen von Bethlehem zu Noomi: «Gelobt sei der Herr! Er hat dir mit diesem Kind jemanden gegeben, der für dich sorgen wird. Möge dein Enkel berühmt werden bei den Israeliten!» (Hfa)*

In diesem kleinen Text steckt so viel Geschichte drin. Faszinierend!

Eine Frau, die alles verloren hat, sagt: «Ich werde nie mehr ein Kind bekommen, ich werde nie mehr glücklich sein.» Und: «Gott, wo bist du?» Und so endet dieses Buch in der Bibel damit, dass Gott sagt: «Am Ende werde ich, Gott, immer das letzte Wort haben.» Gott schenkt der leidgeprüften Noomi einen Enkel.

Kinder sind ein erfrischendes Geschenk, denn:

A) KINDER SIND EIN WUNDER GOTTES

Kinder haben wenig mit Media-Markt oder Saturn zu tun. Du gehst nicht hin und sagst: «Ich hätte gerne den neusten, den besten, den schnellsten und den billigsten Fernseher.» Kinder kannst du nicht aussuchen, nein, Gott sucht sie für dich aus. Und die Kinder spiegeln dich! Praktisch – du brauchst die beim letzten Umzug kaputtgegangenen Spiegel nicht mehr zu ersetzen.

Manchmal kommt meine Frau zu mir und sagt: «Dieses Kind nervt mich!»

Ich: «Ah, krass! Diese Eigenschaft hat es nicht von mir. Dann kann sie nur noch von ... dir stammen.»

Gott gibt dir einen Spiegel in die Hände und sagt: «Deine Kinder zeigen nur, wer du bist.» Nicht immer ganz einfach. Aber wundervoll. Spieglein, Spieglein an der Wand, wie ist der Leo im ganzen Land?

Stefan, unser jüngerer Sohn, hat die Angewohnheit, zwischen den Zehen herumzufingern, und wenn er nach Hause kommt, zieht er sich sofort die Hose aus. Dreimal darfst du raten, wer das sonst auch noch macht in unserem Haushalt. Der Hund ist es nicht.

B) KINDER ZEIGEN DIR, WER UND WIE GOTT IST

Oft hörte ich folgenden Gedanken: «Gott liebt jeden Menschen grenzenlos, ansatzlos und immer. Egal, was du tust. Er liebt dich nicht aufgrund dessen, was du tust, nicht aufgrund deiner guten Taten, sondern einfach so. Und Gott liebt jede einzelne Person haargenau gleich.» Das habe ich oft gehört. Ich dachte: «Wow, das ist fair, Gott, das ist cool.»

Aber du begreifst das erst, wenn du Kinder bekommst. Wenn du eine Frau oder einen Mann heiratest, heiratest du sie/ihn, weil sie/er Sachen tut, die du magst. Jetzt kommt der Punkt. Attenzione: Ein Kind tut gar nichts für dich. Ein Kind kommt zur Welt und sagt am Anfang: «Buäää!» Laut, wild und intensiv. Du denkst: «Schreit es, weil ich so schlecht aussehe?» Dann – und jetzt Achtung, liebe Männer – geht ein Kind direkt auf die Brust deiner Frau los! Hey, das ist der Ort, der vorher dir gehörte. Das war deine Spielwiese. Das waren deine Glocken. Und plötzlich hast du Konkurrenz für etwas, das eigentlich konkurrenzlos sein und bleiben müsste.

Ein Kind schreit in der Nacht und will dir sagen, wann du (un)freiwillig aufzustehen und es umherzutragen hast und wann du es im Arm wiegen darfst. Du brauchst keinen Wecker mehr, das Kind ist dein Wecker. Keinen Wachmacher. Keinen Spiegel. Das Aufwachen und Umziehen wird definitiv einfacher.

Ein Kind macht die Hosen voll. Das heißt: Windeln wechseln. Du hast ein neues Hobby. Schön. Ein duftes Hobby.

Ein Kind macht nichts für dich in den ersten Monaten, nichts. Aber jeder Mann und jede Frau sagt: «Weißt du, was? Dieses Kind ist mein Fleisch und Blut, und mein Kind bedeutet mir alles.» Ein Kind tut nichts für dich, und du liebst es. Eine Frau oder ein Mann hingegen muss da einiges mehr bieten, damit die Liebe nicht erkaltet.

Als ich meine Kinder in den Armen hielt und mir dieser Tatsache bewusst wurde, realisierte ich: Genau so fühlt Gott. Egal, was ich in meinem Leben bewirke.

Gott sagt: «Einmal meine Tochter, immer meine Tochter.» Und: «Einmal mein Sohn, immer mein Sohn.»

C) KINDER HALTEN DICH JUNG UND BEWEGLICH

Ich war im Hannah-Montana-Film. Lach nur. Ich wurde eingeladen – von meinem Sohn: «Vater, ich lade dich ein zu Hannah Montana, du kannst bezahlen.» Einmal pro Monat gibt es bei uns einen Vater-Sohn-Abend, an dem jeder meiner Söhne mich fünf Stunden lang ungeteilt hat. Er bestimmt jeweils das Programm, nicht ich. Und mein Sohn steht nun mal auf Hannah Montana. Würde ich auch, wenn ich Teenager wäre. Trotzdem versuchte ich meinen Sohn umzustimmen:

«Gibt es nicht einen anderen Actionfilm, irgendetwas, das knallt? Lara Croft zum Beispiel ist auch eine Frau, aber da ist Action!» Mein Sohn ließ sich nicht umstimmen. Lara ist ihm zu alt. Und im richtigen Leben sechsfache Mutter. Teenager stehen nicht auf Mütter.

Wir saßen also im Hannah-Montana-Film. Mitten im Film kommt eine Szene, und, halte dich fest, ich begann zu weinen. Mit zusammengebissenen Backenzähnen flüsterte ich mir selber zu: «Leo, reiß dich zusammen!» Ich wollte zu weinen aufhören, aber ich konnte nicht. Ich war so bewegt von dieser Szene. Der Sohnemann von rechts: «Hey, Pa, bist du am Heulen oder was?» Ich mit schwacher Stimme: «Ja!» Ich konnte nicht mehr aufhören zu weinen bei «Hannah Montana»!

Mein Sohn konnte sich kaum halten vor Lachen. Es war mir egal. Tränen sind wichtig für die Netzhaut. Dank meinem Sohn habe ich Hannah Montana kennengelernt, die mir Ströme von Tränen entlockte wie seit Jahren nicht mehr.

Mein anderer Sohn fragte mich: «Kennst du Justin Bieber?» – «Hör mir auf mit dem Blödsinn!» Kurz darauf war ich in Bonn. Ich hatte massig Zeit. Ich ging ins Kino. Am Nachmittag lief da nur Justin Bieber. Also kaufte ich ein Ticket. Zum Glück hatte ich meinen Sohn nicht dabei. Ich habe es wieder getan. Geheult. Wie ein vierzehnjähriger Teenager. Praktisch durch den ganzen Film. Ich konnte nicht mehr aufhören. Ich muss mal zum Arzt. Meinen Hormonhaushalt checken lassen.

Neben mir saß ein Pfarrer. Der fragte mich: «Weinst du?» Ich habe geantwortet: «Kümmer dich um dich selber!» Ich kam so verheult aus dem Justin-Bieber-Film, meine Augen wären perfekt gewesen für einen Dreh bei «Zombie 4». Was mich bewegt, sind Geschichten, die Gott mit Menschen schreibt.

Kinder halten dich jung und flexibel, auch im Zusammenhang mit der Sprache. Ich liebe die neue Sprache, sie ist so einfach, Mann ...

Kinder kosten ein bisschen Geld, das ist nicht zu leugnen. Schließlich wollen meine Jungs auch mal Nike-Treter und nicht nur Sandalen, aber ich bin schlau und habe mal gerechnet. Das Positive ist:

Kinder werden später für dich sorgen.

Sie werden dir das Bier in die Kehle schütten, wenn du es nicht mehr aus eigener Kraft schaffst. Also, wenn du eines Tages sagst: «Lohnt sich denn das alles?», dann verinnerliche dir dieses Bild. Dies ist unsere Zukunft (wie gesagt, in einfacher heutiger Sprache): «Kannst du nicht mehr laufen – ich bringe dir den Kaffee, Mann. Vater, bleib liegen. Du kannst eh nicht mehr gehen, bleib liegen, easy, chill, Mann.»

2. KINDER MACHEN ENORM SPASS

RUTH 4,15 *«Er wird dir viel Freude schenken und sich um dich kümmern, wenn du alt geworden bist.» (Hfa)*

Früher war ein Kind eigentlich deine Alters-Versicherung. Heute übernimmt das der Staat. Also müssen Kinder noch andere Aufgaben haben. Zum Beispiel Fröhlichkeit und Einfachheit verbreiten.

Wenn ich direkt von der Arbeit nach Hause komme, habe ich oft den Kopf voll mit Projekten, mit Problemen, und ich kämpfe gegen Lustlosigkeit an. Wenn du dann mit den Kindern spielen gehst, zum Beispiel auf die Schaukel, gehen sie ab wie eine Rakete: «Vater, stoße an!» Und du stößt an. «Vater, schneller, höher, hör nicht auf, lass nicht nach!» Ich nach fünf Minuten: «Komm, wir gehen!» – «Nein, Vater, mach weiter, nochmals, nochmals, höher, nochmals!» Und du bist in Gedanken schon beim Kochen, du bist schon bei deiner Frau, du bist schon bei der Champions League: Bayern München gegen Inter Mailand – meine Fresse, immer diese Italiener ... «Nochmals und höher ...!» Und du denkst, dass es reicht, gehst weg, und das Kind sagt: «Vater, was machst du? Ich habe dir nicht gesagt, dass du aufhören sollst ...» Ein Kind lebt im Moment, und was morgen ist, ist wirklich morgen. Kinder öffnen dir die Augen für das einfache, göttliche Leben.

Meine Kinder, *unsere* Kinder – Entschuldigung, Schatz –, haben einen Slogan kreiert, der für mich Kultstatus erlangt hat. Sie sagen immer: «Unser Dad arbeitet nur sonntags.» – «Ja, und was tut er von Montag bis Freitag?» – «Da hängt er mit Kollegen rum, die sind immer am Reden, Kaffee trinken ...»

Kinder können Dinge so kerzengerade auf den Punkt bringen, so lustig und humorvoll, dass ich ein paar Zitate aufliste, von denen ich denke: typisch Kinder, herrlich!

«Mineralwasser ohne Kohlensäure mag ich nicht, das ist mir zu flüssig.»

«Bei der Liebe wird man von einem Pfeil getroffen. Alles, was danach kommt, sollte aber nicht mehr wehtun.»

«Meine Mama ist echt schön, man sieht immer noch, dass sie mal jung war.»

«Immer soll ich mein Zimmer aufräumen, dabei bin ich als Kind geboren, nicht als Sklave.»

«Meine Mutter hat ein Baby im Bauch, aber ich weiß nicht, wie sie das runtergeschluckt hat.»

«Wenn wir den Papa nicht hätten, müssten wir alle Essensreste wegschmeißen. Früher hatte man Schweine.»

«Für Mädchen ist es besser, nicht zu heiraten, aber Jungen brauchen jemanden zum Putzen.»

«Meine Oma hat noch Dinosaurier gekannt.»

«Oma ist der kostbare Teil der Familie. Die hat schon Altertumswert.»

«Wenn Oma Zahnschmerzen hat, legt sie ihre Zähne einfach ins Glas.»[7]

Kinder bringen so viel Leben in eine Familie, so viel Fun, so viel Plausch.

Wenn wir in die Ferien fahren, stellen wir nie den Wecker. Morgens um halb acht, wie beim Radio, hast du schlagartig Stimmung, Power, Lärm und Atmosphäre im Haus. Das ist etwas, das ich gewaltig liebe an den Kindern.

UNVERGESSLICHE MOMENTE:

Daddy-Unterstützung

Simon, unser Ältester, und ich flogen nach Dallas, um anzuschauen, ob Livestreaming etwas für unsere Kirche wäre. Livestreaming ist eine Technik, die es ermöglicht, eine Predigt auf eine Leinwand in einer Außenstation zu übertragen. Simon nahm ich mit, weil Video-Arbeiten und Filmen in der Kirche seine große Leidenschaft sind.

Wir sahen es uns an und verbrachten eine gute Zeit in der Kirche in Texas. Am Ende des Trips warteten wir am Flughafen, weil der Flug sechs Stunden Verspätung hatte. Wir unterhielten uns über die Möglichkeit von Livestreaming in Europa, und er überzeugte mich, es bei uns auszuprobieren.

Gib deinen Kindern Raum, sich zu entwickeln!

Daddy-Mittagessen

Meine Boys lieben das Daddy-Mittagessen. Einfach, einfacher, Leo. Spaghetti ohne Sauce. Oder sogar ungekocht. Oder wir gehen in die IKEA

[7] Kindersprüche zum Schmunzeln und Brüllen; http://www.bc1939.ch/Seiten/Inhalt/humor/witze/witz_woche/unglaublich/Kinderzitate.pdf

und essen Hot Dogs, bis uns die Würste aus den Ohren rauswachsen. Und wir rülpsen und furzen. Perfekt!

Daddy-Night

Die Kinder können fünf Stunden das Programm auswählen, und ich bin dabei. Fußball, Kino, Essen, Minigolf, Gamen usw. Da haben sie mich mit ungeteiltem Herzen. Immer nur mit einem Kind alleine!

Family-Ausflüge

Jeder hat einen Samstag pro Monat zur Verfügung, wo er ein Freizeitprogramm für die ganze Familie plant und durchführt.

Family-Dinner

Einmal in der Woche dekorieren wir alles, fast wie an Weihnachten. Super Essen, die schönsten Teller, und am Ende schauen wir zusammen einen Film, der abwechselnd ausgewählt wird. Von «Star Wars» bis «Runaway Bride» ist da alles drin. Ich hab «Runaway Bride» ausgesucht ... Sicher nicht!

3. KINDER WÜNSCHEN SICH VORBILDER

RUTH 4,15 *Deine Schwiegertochter, die dich liebt, hat ihn geboren; sie ist mehr wert für dich als sieben Söhne! (Hfa)*

In Bezug auf das Leben der Ruth, die viele Schicksalsschläge erdulden musste, sagt der Bibeltext, dass sie eine Frau war, vor der die Leute Hochachtung hatten. Ihr Charakter, ihr Lebensstil hat andere Menschen motiviert, in ihren Fußstapfen zu gehen.

Du bist ein Vorbild für deine Kinder.

«Das Leben der Eltern ist das Buch, in dem die Kinder lesen.»

Augustinus von Hippo

Du musst nicht unbedingt ein Vorbild werden. Du bist es bereits. Zum Guten wie zum Schlechten. Du musst eines wissen: Kinder beobachten dich sehr genau in deinem Leben: «Wann frage ich Mami, damit ich etwas bekomme? Und bei welchen Dingen frage ich lieber Papi und umgehe Mami?»

Kinder beobachten deine Charakterstärken, aber auch deine Schwächen sehr genau.

Ich habe mir einen Leitsatz für mein Leben notiert. (An dieser Stelle scheint mir noch wichtig: Jeder Vater und jede Mutter gibt sich Mühe. Keiner aber ist perfekt. Wir geben das Beste, das wir zu geben haben.) Ich möchte kein Mann sein, der heuchelt, der hinter dem Rücken der Kinder Dinge tut, und wenn die Kinder da sind, tue ich es nicht. Ich möchte authentisch, echt und ehrlich sein. Ich möchte auch nicht auf der Bühne eine andere Sprache sprechen als zu Hause. Ich möchte keine andere Wortwahl benützen, wenn ich mit meiner Frau rede oder mit den Kindern oder in der Kirche. Deshalb das Wort «Ehrlichkeit», «Echtheit».

Nimm dir für dein Leben zu Herzen, dass du für dein Kind zu einem großen Vorbild werden kannst, wie dies Ruth im Alten Testament war.

A) VORBILD DEINER LOYALITÄT

- Vergleiche nicht mit anderen Kindern.
- Stehe zu deinem Kind, stärke ihm den Rücken, rede in der Öffentlichkeit von einem Champion und nicht von einem Wurm oder einem Heiligen.

B) VORBILD DEINER EINSTELLUNG

- Sie sind nicht dein Besitz.
- Sie sind nicht deine Karriere.
- Sie sind nicht deine Daseinsberechtigung.
- Sie sind dir anvertraut – sie kommen von Gott und gehen wieder zu Gott zurück.

C) VORBILD DEINES LEBENS

- Dein Leben spricht mehr als tausend Worte.
- Lehre deine Kinder, wie man lebt, und lebe deine Lehre.

- Halte keine langen Vorträge, sondern überzeuge als Vorbild, ohne große Worte.
- Lass dein Handeln/deinen Charakter den Charakter Gottes widerspiegeln.

D) VORBILD DEINER DEMUT

- Sei ehrlich, stehe zu deinen Schwächen.
- Gib auch mal zu: «Ich weiß es nicht besser als du.»
- Überwinde die Angst, das Gesicht zu verlieren. Was, wenn dein Kind nicht gut ist in der Schule? Wenn es abstürzt? Wenn es keinen Bock auf Kirche hat?

E) VORBILD DEINER VERGEBUNG

- Sei bereit zu verzeihen und um Vergebung zu bitten.

EPHESER 6,4 *Ihr Väter, behandelt eure Kinder nicht ungerecht! Sonst fordert ihr sie nur zum Widerspruch heraus. Eure Erziehung soll sie vielmehr in Wort und Tat zu Gott, dem Herrn, hinführen. (Hfa)*

Was bei einem Kind abläuft:

Mit 3 Jahren: Der Vater ist die Welt.
Mit 5 Jahren: Vater ist der Held.
Mit 8 Jahren: Vater ist cool.
Mit 10 Jahren: Okay.
Mit 15 Jahren: Nicht mehr cool.
Mit 18 Jahren: Weit weg.
Mit 21 Jahren: Er hat seinen Verstand verloren.
Mit 30 Jahren: Wieder cool.
Mit 40 Jahren: «Ich hätte Vater fragen sollen.»
Mit 45 Jahren: «Ich hätte Vater früher fragen sollen.»
Mit 50 Jahren: «Ich wünschte, mein Vater würde noch leben.»[8]

[8] Frei übersetzt aus dem Englischen, Autor unbekannt.

4. KINDER SEHNEN SICH NACH LIEBE

Der letzte Punkt ist: «Liebe verschenken».

RUTH 4,16 *Noomi nahm das Kind auf ihren Schoß als Zeichen dafür, dass sie es als ihr eigenes annahm. (Hfa)*

Wenn Kinder das Licht der Welt erblicken, kommen sie, bildlich gesprochen, mit einem Tank zur Welt. Dieser Tank symbolisiert all das, was man nicht sieht, was innen drin ist: die Seele, die emotionellen Bedürfnisse. Dieser Tank sollte mit Liebe gefüllt werden.

Der Unterschied ist kaum vorstellbar: Wenn der Tank voll ist, dann können sich unsere Kinder oder die Kinder in unserer Umgebung gut entwickeln, und sie zeigen ein gesundes Verhalten. Wenn der Tank leer ist, das heißt: wenn sie wenig Liebe und Annahme bekommen, dann legen sie ein auffälliges Verhalten an den Tag.

Unsere Aufgabe ist es, den Tank der Kinder zu füllen.

Was heißt das ganz konkret?

WIR KÖNNEN LIEBE VERSCHENKEN ...

a) durch Augen- bzw. Blickkontakt

Man kann den Liebestank von Kindern (und auch von Erwachsenen) mit Augen- bzw. Blickkontakt füllen. Es ist nicht sinnvoll, zu Hause mit der Sonnenbrille rumzulaufen. Die Kids wollen deine Augen sehen. Augen sagen so viel aus. Man kann mit den Augen unwahrscheinlich viel ausdrücken: «Wow, heute bist du richtig toll!» Oder: «Hey, ich liebe dich!» Dabei hat man noch kein Wort gesprochen.

Ich [Susanna] habe mir die «Lookylooky»-Technik bewusst angeeignet und sage meinen Kindern: «Halt, ihr geht nicht aus dem Haus, bevor wir uns noch einmal angesehen haben.» Manchmal bin ich so beschäftigt, und die Kinder versuchen, sich wie Winnetou aus dem Haus zu schleichen. Dann sage ich: «Stopp, zurück, ich will dich sehen!» Ich möchte meinen Kindern in die Augen sehen und schauen, wie es ihnen geht. Es ist so einfach, braucht wenig Zeit und ist wirkungsvoll. Der Tank deiner Kinder wird aufgefüllt. Es gibt ihnen Selbstsicherheit, so dass sie der Lehrerin in die Augen schauen und ihrem Blick standhalten können, weil sie es gelernt haben.

b) durch körperlichen Kontakt

Laut der Familientherapeutin Virginia Satir braucht ein Kind Folgendes: vier Umarmungen, um zu überleben – acht Umarmungen zur Erhaltung – und zwölf Umarmungen sind nötig, um zu wachsen.

Kinder wachsen. Auch meine Kinder, obwohl sie schon zehn und zwölf Jahre alt sind. Sie sind noch nicht ausgewachsen. Aber man umarmt sie plötzlich nicht mehr so oft wie ein Baby. Ein Baby muss man ja natürlicherweise halten, und es bekommt natürlicherweise Berührung. Ich habe zu rechnen begonnen: Ich umarme meine Kinder, wenn sie aufstehen, wenn sie am Morgen aus dem Haus gehen – das sind schon zwei Mal –, wenn sie am Mittag nach Hause kommen – drei Mal –, wenn sie wieder zur Schule gehen – vier Mal –, wenn sie aus der Schule wieder nach Hause kommen – fünf Mal –, und wenn ich sie dann zu Bett bringe, komme ich auf sechs Mal. Also: Sie werden überleben.

Sechs ist so etwas zwischen Überleben und Erhalten. Ich muss mich steigern. Es ist gut zu wissen, dass es den Kindern guttut, wenn ich sie aus eigener Initiative umarme oder berühre. Es motiviert mich, weil ich weiß, dass ich so ihren Liebestank fülle.

Mit zehn und zwölf lassen sich meine Boys nicht mehr so gerne umarmen. Aber es gibt die Momente, wo ich als Mutter oder Vater nicht fehlen darf. Zum Beispiel: Der ältere Sohn duscht, und du merkst, dass er das Bad zuschließen möchte. Er will den körperlichen Kontakt nicht mehr. Lustigerweise gibt es aber immer noch Momente, wo er ruft und möchte, dass ich ihn abtrockne. Ich bin versucht zu denken: «Aber hallo, du bist zwölf, du kannst das alleine.» Aber vielleicht sind gerade dies die Momente, wo man ganz natürlich das Tuch um seinen Körper legen kann, ihn knuddeln kann, eine Umarmung schenken kann; eine mehr, damit er wachsen kann.

Diese zwei Dinge – Blickkontakt und Umarmung – fließen einfach so im Alltag mit und brauchen überhaupt keine zusätzliche Zeit.

c) durch konzentrierte Aufmerksamkeit

Die konzentrierte Aufmerksamkeit braucht Zeit. Die muss eingeplant werden. Das passiert nicht automatisch.

Die Kinder verhalten sich so unterschiedlich, wenn es darum geht, Aufmerksamkeit zu erhaschen.

Ich habe zwei Extreme zu Hause: Der eine Sohn fordert die ganze Aufmerksamkeit ein, und nichts ist ihm zu schade dafür. Er kommt am Mittag nach Hause, und du kannst wetten: Wenn einer Sturm läutet, dann ist es der jüngere Sohn. Und ja, ich bin am Kochen, am Kochen für meine Kinder. Ich tue dies nicht nur für mich, ich nehme mir Zeit zum Kochen für sie. Und er läutet Sturm. Es gibt keinen Grund dafür. Die Tür ist offen, er könnte einfach hereinkommen, wie es jedes andere Kind auch tut. Nein, er läutet Sturm. Er fordert mich heraus, bis ich an der Tür stehe.

Unterdessen hab ich mir diese Zeit eingeplant, weil ich weiß: Wenn er nach Hause kommt, läutet er, und ich gehe an die Haustür, ich schenke ihm Blickkontakt, ich umarme ihn: «Schön, dass du da bist. Alles gut gelaufen?»

Und weißt du, was krass ist? Die Schuhe sind danach nicht im Wohnzimmer verstreut, die Jacke liegt nicht einfach irgendwo rum, sie ist schön aufgehängt – weil die Aufmerksamkeit angekommen ist. Der Liebestank wird gefüllt. Dies hat Auswirkungen auf ein gesundes Verhalten bei unseren Kindern. Wenn sie sich auffällig verhalten, hat es damit zu tun, dass sie auszutrocknen drohen.

Der andere Sohn ist das pure Gegenteil. Er kommt ruhig nach Hause, und häufig verschwindet er einfach in seinem Zimmer. Oft haben solche ruhigen und angepassten Kinder nicht automatisch einen vollen Tank, sondern sie signalisieren damit: «Merkt überhaupt jemand, dass ich nach Hause gekommen bin? Merkt überhaupt jemand, dass es mich auch noch gibt? Vermisst mich überhaupt jemand?»

Es kostet genauso viel Zeit, den Schritt auf dieses Kind zuzugehen und zu schauen, wo es ist, was es tut – immer im Bewusstsein, dass dies seinen Tank füllt. Es fühlt sich dann angenommen, und dies wirkt sich positiv auf sein Verhalten aus.

Genau dasselbe Prinzip kannst du auch auf deine Ehe anwenden und dir die Frage stellen: Wie oft schaue ich meinem Partner in die Augen, umarme ihn, küsse ihn, und sage: «Wow, wie großartig du bist!»

Wenn die Kinder ausgeflogen sind, überprüfe den Draht, den du zu deinem Sohn, deiner Tochter pflegen kannst, um auch auf lange Sicht eine freundschaftliche Beziehung mit ihm oder ihr zu führen.

BETE FÜR DEINE KINDER

RUTH 4,17 *Ihre Nachbarinnen gaben ihm den Namen Obed [«Diener des Herrn»] und erzählten überall: «Noomi hat einen Sohn bekommen!» Obed wurde der Vater Isais, und dessen Sohn war König David. (Hfa)*

Es ist kein Zufall, dass ich, Leo Bigger, Pastor geworden bin.

Meine Mutter betete immer, dass eines ihrer Kinder Pfarrer werden möge. Et voilà!

BETE MIT DEINEN KINDERN

Jeden Abend frage ich die Jungs: «Wofür willst du Jesus danken?» Nachdem wir gebetet haben, sage ich am Ende: «Ich hab dich gern.» Und sie sagen: «Du bist mein Stern.» Ein großartiger Moment.

FÖRDERE DEN GLAUBEN DEINER KINDER

- Ich bin der Trainer, Förderer und Priester meiner Jungs.
- Ich mache mir mit Gott zusammen Gedanken, was aus meinen Kindern werden könnte.
- Ich interessiere mich für ihre Ideen und ihre Fragen über Gott.
- Ich nehme sie ernst.
- Ich beobachte ihre gottgegebenen Leidenschaften und Begabungen und gebe ihnen den Spielraum, diese zu entwickeln und auszuleben, auch gerade innerhalb der Kirche.
- Gott und ich ziehen am selben Strick. Wir feuern die Kinder an. Und wie!

5. MOSE 6,7 *Prägt sie [die Worte, die ich euch sage] euren Kindern ein! Redet immer und überall davon, ob ihr zu Hause oder unterwegs seid, ob ihr euch schlafen legt oder aufsteht. (Hfa)*

DAS ERBE

RUTH 4,18–22 *Dies ist der Stammbaum des Perez: Perez war der Vater Hezrons, und auf ihn folgten in direkter Linie Ram, Amminadab, Nachschon, Salmon, Boas, Obed, Isai und David. (Hfa)*

Ruth wurde also zur Urgroßmutter des großen Königs David. Und aus den Nachkommen Davids kam der verheißene Messias. Schauen wir uns das genauer an:

Der Stammbaum von Jesus aus MATTHÄUS 1,2–16:

Vers 2: Abraham zeugte Isaak. Isaak zeugte Jakob. Jakob zeugte Juda und seine Brüder.

Vers 3: Juda zeugte Perez und Serach mit der Tamar – *Tamar: verkleidete sich als Prostituierte, um Juda zu überlisten und zu ihrem Recht zu kommen.* Perez zeugte Hezron. Hezron zeugte Ram.

Vers 4: Ram zeugte Amminadab. Amminadab zeugte Nachschon, Nachschon zeugte Salmon.

Vers 5: Salmon zeugte Boas mit der Rahab – *Rahab: Kanaaniterin, Lügnerin, Prostituierte.* Boas zeugte Obed von der Ruth – *Ruth: Moabiterin, Volk, das aus Inzucht entstand.* Obed zeugte Isai.

Vers 6: Isai zeugte König David. David zeugte Salomo mit der Frau des Uria *(Batseba) – David: Mörder, Ehebrecher.*

Vers 16: Jakob zeugte Josef, den Mann der Maria, von der Jesus geboren ist, der da heißt Christus. (Luther)

Die Blutlinie, der Stammbaum, bedeutete für die Juden alles. Er zeigte, ob du «in» oder «out» bist.

Warum dann um alles in der Welt bringt Matthäus diesen Stammbaum in sein Evangelium? Einen Stammbaum, der voll von unheiligen Personen ist? Warum radierte er die zwielichtigen Gestalten, auch gerade die nichtjüdischen, nicht aus?

1. Die Bibel ist ehrlich.
2. Matthäus will etwas klarmachen: Wenn es für diese Menschen Platz bei Gott hat, dann hat es auch Platz für dich und mich!

GOTTES ERLÖSUNG IST FÜR ALLE DA!

Gottes Erlösung gilt tatsächlich für alle. Für dich, für die Ausländerin Ruth, für die leidgeprüfte und nörgelnde Noomi, für den ewigen Junggesellen Boas.

Ruth wurde als Ausländerin «eingepfropft» in den Stammbaum des Messias, weil der Messias für alle Menschen gekommen ist. Er macht da keinen Unterschied. Seit Jesus gibt es kein «In» oder «Out» mehr. Seine Erlösung gilt allen, und sie ist ewig.

Diese ewige Hoffnung bedeutet: Deine Geschichte ist noch nicht fertig. Gott schreibt eine Geschichte, die du noch nicht kennst, deren letzte Worte noch nicht geschrieben sind. Freu dich auf das, was kommt!

Das letzte Amen wurde noch nicht gesprochen.

In diesem Sinne ...

... *nicht* Amen!

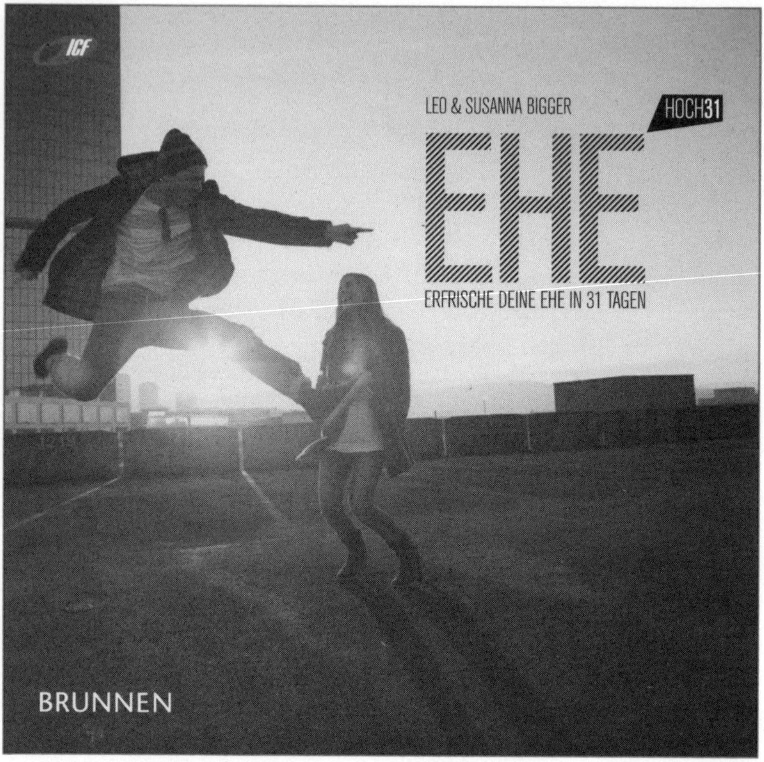

ICF
LEO & SUSANNA BIGGER
HOCH31
EHE
ERFRISCHE DEINE EHE IN 31 TAGEN
BRUNNEN

Von denselben Autoren weiterhin erhältlich

Leo und Susanna Bigger

Ehe hoch 31

64 Seiten
Broschur
vierfarbig illustriert
€ [D] 8.99 / € [A] *9.20 / CHF *14.50
Bestellnummer 111.484
ISBN 978-3-7655-1484-5

* = unverbindliche Preisempfehlung

Ein Ehebuch für Vielbeschäftigte und Lesemuffel! 31 kurze, pfiffig-freche Texte wollen euch helfen, eure Ehe wieder in Schwung zu bringen. Und das Feuer in eurer Beziehung am Brennen zu halten. Für jungverheiratete Paare genauso wie für gestandene Eheleute!

Brunnen Verlag Basel & ICF Media GmbH, Zürich

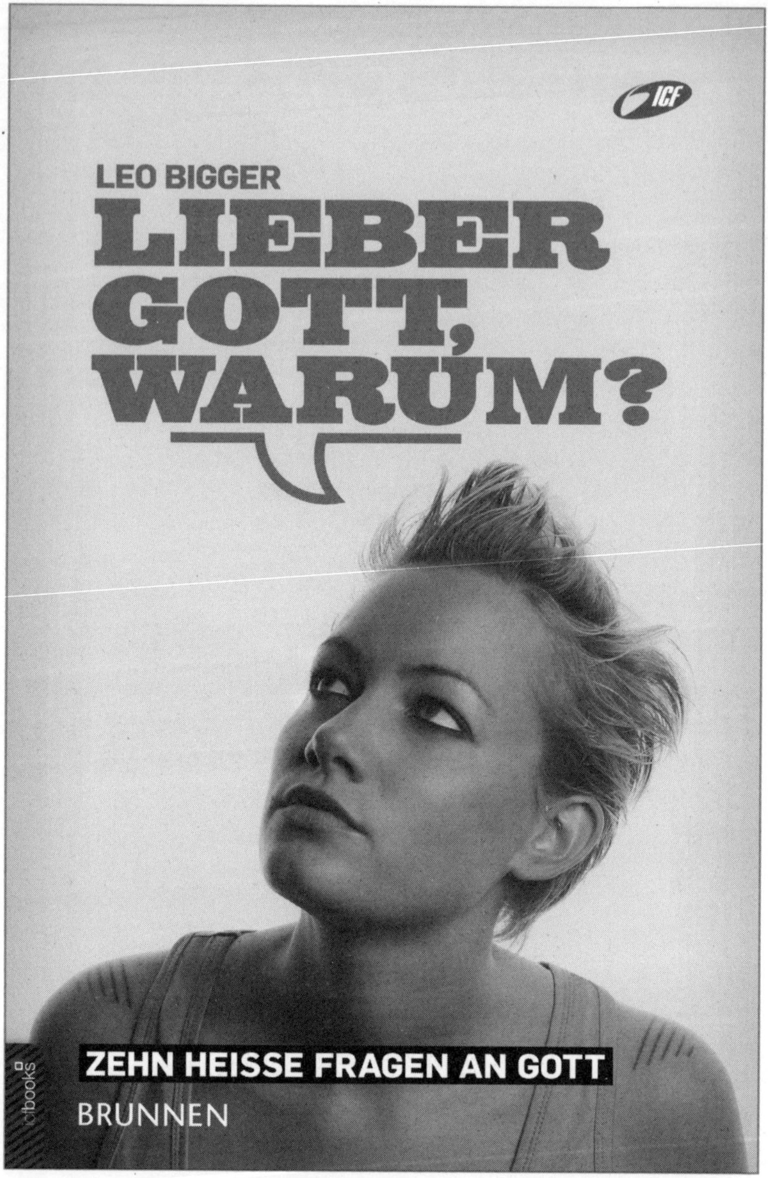
ICF
LEO BIGGER
LIEBER GOTT, WARUM?
ZEHN HEISSE FRAGEN AN GOTT
icfbooks
BRUNNEN

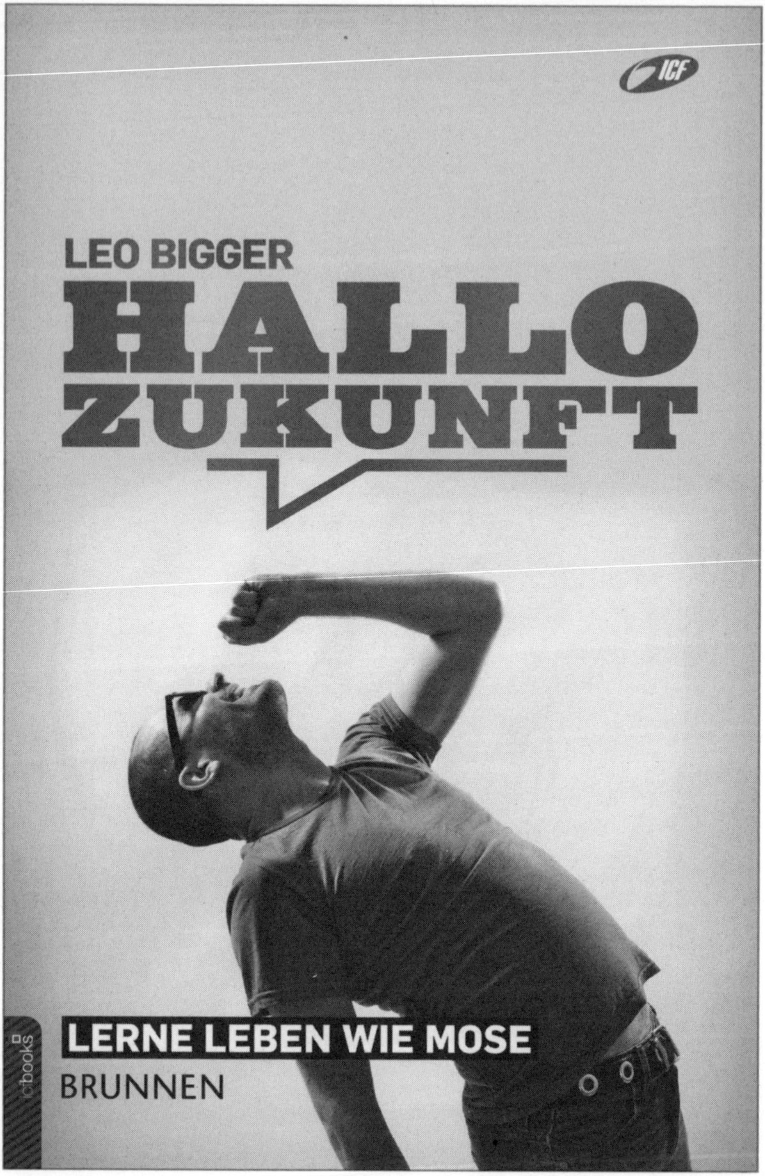
LEO BIGGER
HALLO
ZUKUNFT
LERNE LEBEN WIE MOSE
BRUNNEN

Von Leo Bigger weiterhin erhältlich

Leo Bigger

Hallo Zukunft

160 Seiten

Paperback

zweifarbig gestaltet

€ [D] 11.95 / € [A] *12.30 / CHF *19.80

Bestellnummer 111.457

ISBN 978-3-7655-1457-9

* = unverbindliche Preisempfehlung

Willst du aus dem Alltagstrott ausbrechen? Das Buch handelt von Gottes Plan mit jedem Einzelnen von uns. Und von den Träumen, die in uns schlummern. Ausgehend vom Leben Moses liefert Bigger Ideen, wie du kleine Dinge im Alltag anders machen kannst, um die Abenteuer mit Gott zu erleben, die du dir so sehnlich wünschst.

Brunnen Verlag Basel & ICF Media GmbH, Zürich

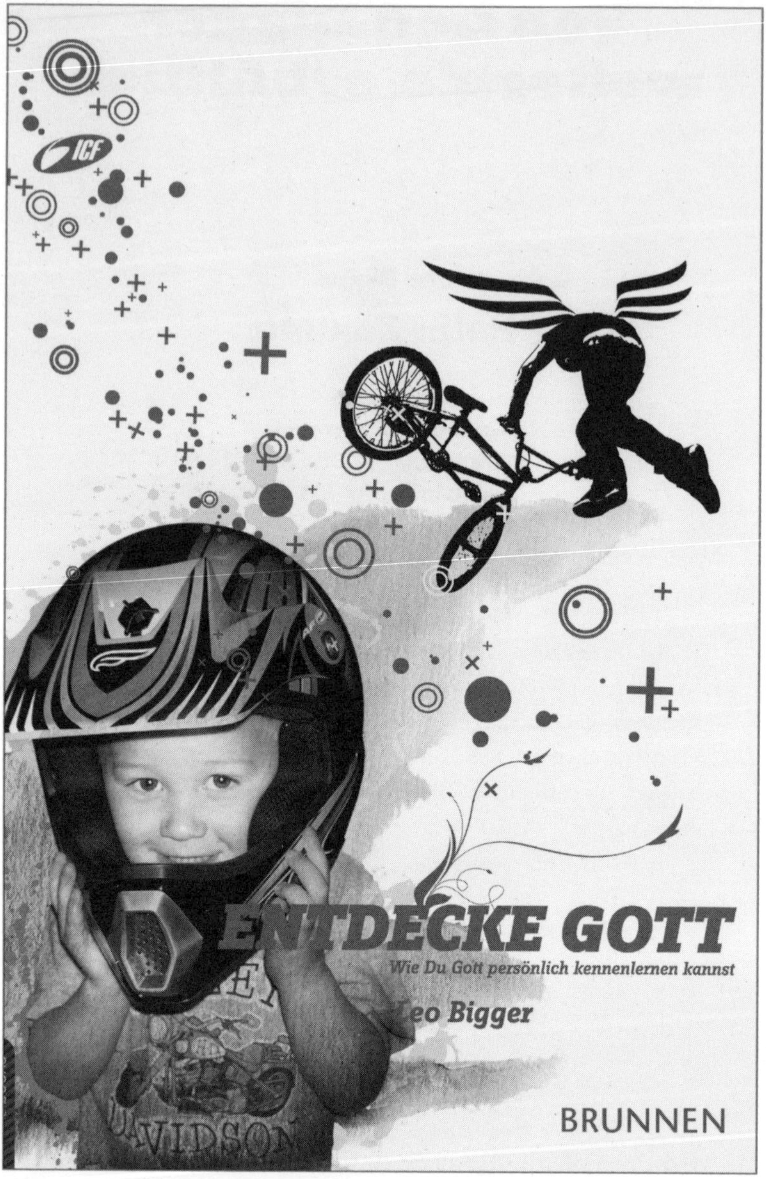
ICF
ENTDECKE GOTT
Wie Du Gott persönlich kennenlernen kannst
Leo Bigger
BRUNNEN

Von Leo Bigger weiterhin erhältlich

Leo Bigger

Entdecke Gott

144 Seiten
Paperback
zweifarbig gestaltet
€ [D] 9.95 / € [A] *10.30 / CHF *16.80
Bestellnummer 111.456
ISBN 978-3-7655-1456-2

* = unverbindliche Preisempfehlung

«Entdecke Gott» ist für Menschen geschrieben, die auf der Suche nach Gott sind und ihn besser kennenlernen wollen. Es finden sich Antworten zu vielen Grundsatzfragen: Wie ich mit Gott sprechen kann, welchen Plan Gott mit meinem Leben hat, wie ich mit meiner Sexualität umgehen soll, wie ich ein erfülltes, glückliches Leben führen kann etc.

Brunnen Verlag Basel & ICF Media GmbH, Zürich

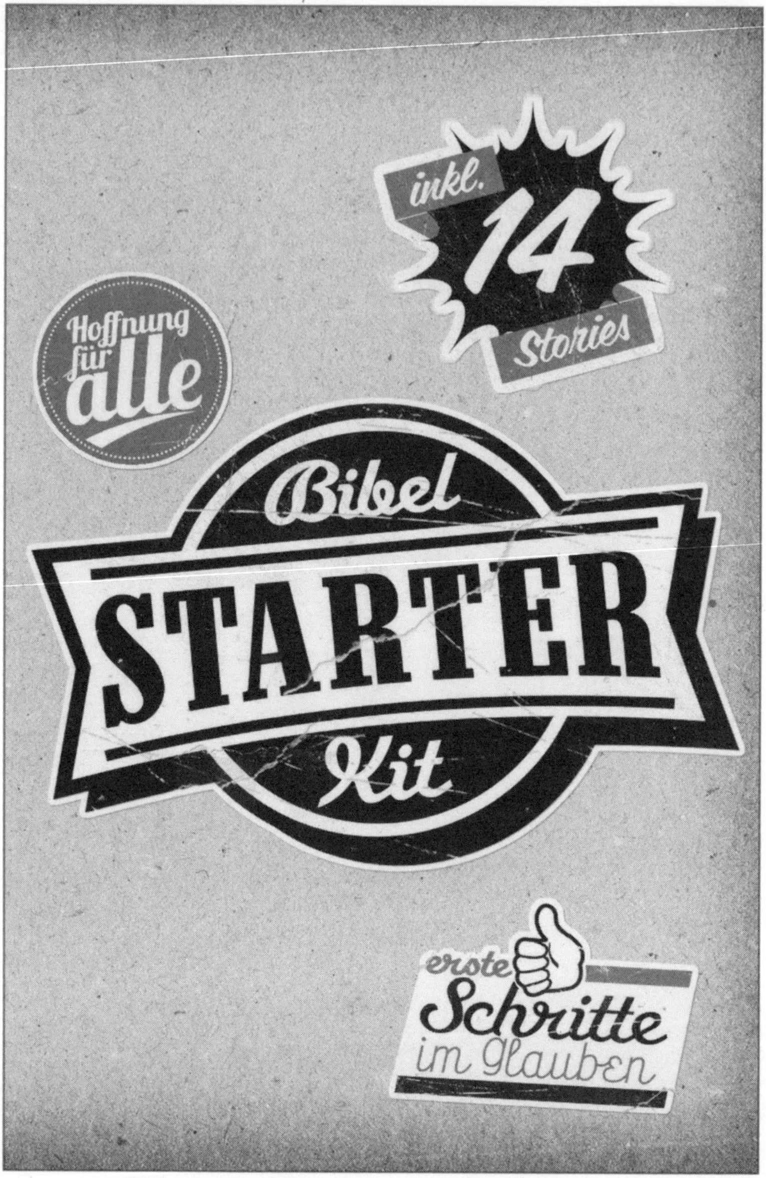

inkl.
14
Stories
Hoffnung für alle
Bibel
STARTER
Kit
erste
Schritte
im Glauben